PMSの悩みがスッキリ楽になる本

池下レディースクリニック銀座 院長
著 池下育子
恋愛・結婚カウンセラー
対談 石井希尚

イライラ、ケンカ、
涙、頭痛、むくみ
月経前症候群の
対処法を知れば、
恋愛、結婚、仕事が
うまくいく！

東京書籍

はじめに

女性のみなさんは、生理が来る前に頭が痛くなったり、イライラしたり、涙もろくなったりした経験がありませんか？　それは、生理の1週間くらい前から身体的、心理的に不安定な状態になるPMS《ピーエムエス》（月経前症候群）かもしれません。PMSは、排卵後から生理になる頃までの間に起こる生理現象で、女性の7割から8割の方が大なり小なり何らかの症状を経験しているとみられています。

でも日本では、女性でさえ、まだまだ知らない方がたくさんいらっしゃいます。PMSについて知らないせいで不必要に悩んだり、人格を誤解されてしまったり、周囲の人たちとトラブルを起こしてしまっては、とても残念ですね。今回、ご協力いただいた石井希尚さんのお話によると、アメリカでは、「I'm PMS」と描かれたTシャツやマグカップが街なかで売られているほど、PMSは一般的に認知されており、女性はもちろん、男性も理解をしているそうですが、男性もPMSについて知っていれば、女性に対して「どうして？」と思うことが減るのではないでしょうか。

そこで、女性にも男性にもＰＭＳについての正しい知識を持ってもらいたいと思い、本書を執筆しました。第1章と第2章では、ＰＭＳをなるべく分かりやすく解説して、身体的症状を解消する術を紹介していきます。第3章では、マンガを使ってさまざまなケースの症状と対応策をお見せしていきますので、「医学的な難しい話は、頭が痛くなるから嫌だわ」という人は、このマンガから気楽に読んでいただいてかまいません。第4章では、ＰＭＳの症状を軽くするための食事や運動などを紹介します。

また、本文は、流し読みもしていただけるように、ポイントとなる言葉とアドバイスを太字にしています。

本書が、女性のみなさんの心と身体《からだ》の悩みを少しでも楽にし、ＰＭＳに対して男性のみなさんの理解と協力を得るために少しでもお役に立てれば幸いです。

ぜひ恋人やパートナーとご一緒に読んでみてください。

池下レディースクリニック銀座院長　池下育子

CONTENTS

第3章

心理的トラブルの傾向と対策 ―ケース・スタディー―

第4章 PMSを軽くする方法

マンガ・イラスト◉島田サンゴ

第1章

知っておきたい基本知識

PMS《ピーエムエス》とは

PMSとは、Premenstrual Syndromeの略称で、和訳すると**月経前症候群**。女性特有の、月経予定日の大体1週間から3日くらい前になると心身不安定になる症状のことを言います（以下、月経を生理と表記します）。**ちょっとしたことでイライラしたり、身近な人とケンカしやすくなったり、否定的になったり、涙もろくなったり、落ち込みやすくなったり、集中力がなくなったり、頭痛やむくみが出たりといった症状が、周期的に生理前になると現れ、生理が始まる（または終わる）と何ごともなかったかのように症状がおさまる人が多いのが特徴です。**

男性も、女性が、普段とは人が変わったような不可解な言動をする時期があることを不思議に思った経験があるのではないでしょうか。それは、その女性がその時期にPMSであった可能性が高いのです。

思いあたる症状がある人は、自分の生理の周期と照らし合わせてみてください。男性の方はパートナーに聞いてみてはどうでしょうか。その症状が出るのがいつも生理前だとしたら、それはＰＭＳの可能性があります。

この症状は、女性なら誰でも大なり小なりあるものです。自覚しているか否かの問題だけで、女性の７割から８割が何らかの症状があるとみられています。ないと思っている人も、気づかない程度のものだったというだけのことなのです。

例えば、頭痛や下腹部痛、胸の張りは生理の予兆だと心得ている人もいるでしょう。30代、40代の仕事をバリバリやっている女性は、突然イライラしたり、ミスを連発したりしてしまうのは、夫や子どもや職場の人間関係などでストレスがたまっているせいだと思っているかもしれません。しかし、これらは、ＰＭＳの可能性があるのです。ＰＭＳの症状の種類や強さには個人差があり、同じ人でもそのときどきで異なるということが、自覚していない人が多い理由です。

症状は、心理的、身体的なものが同時に複数現れる人が多いようです。そして、さまざまなトラブルを引き起こして女性を悩ませます。なぜこんなにも身体がだるく眠くなるのか、なぜこんなにも感情のコントロールができなくなってしまうのか、理解できずに苦しんでいる人は少なくありません。周りの人にあたる、ミスを繰り返す、寝込むなどして人間関係や生活に支障をきたすこともあります。

しかし、**PMSは、出産のためになくてはならない重要な身体の働きの産物です。その働きが安定していることの現れなので、けっして悪いことではありません。身体の中で起きていることに向き合えば、悩みは軽くなり、穏やかに過ごすことができるものです。**

そして、PMSの症状がおさまり、生理が終わると、エネルギーに満ち溢れる時期が到来します。明るく前向きでストレスを感じにくく、楽観的でちょっとしたことにイライラしたりしません。頭が冴え、仕事を効率よくこなせ、自信に満ち溢れてきます。周りの人のことも自分のことも好きだと感じられ、幸せな気持ちに満たされます。肌や髪の調子がよく、ダイエットの成果が効果的に現れます。

ですから、**PMSは、素晴らしい春を迎える前の準備期間なのだと考えてあげてください。**PMSは冬なのです。冬があるからこそ、到来する春に感謝の気持ちを感じることができますよね。冬は冬なりの過ごし方をすればいいだけのことです。

どんな症状があるのか

PMSの症状から起こる問題には、次に挙げるような身体的なトラブルと心理的なトラブルがあります。生理前に思いあたる症状が出ていないか、チェックしてみてください。「今まで自覚していなかったけど、そういえば!」と思いあたることもあるかもしれません。毎月、生理前だけにこういう症状が出るのであればそれはPMSの可能性が高いのです。

主な身体的トラブル

- ●頭痛
- ●肩こり
- ●腰痛、下腹部痛
- ●便秘、下痢
- ●むくみ
- ●胸が張る
- ●摂食異常(過食・拒食気味)
- ●味覚の変化
- ●眠気、不眠
- ●疲れやすい、だるい
- ●肌あれ、湿疹
- ●冷え性
- ●耳鳴り
- ●関節痛
- ●めまい
- ●吐き気、嘔吐
- ●のぼせ、ほてり
- ●多汗、にきび、脂性
- ●のどの違和感
- ●おりもの
- ●体重増加

…など

主な心理的トラブル

- ◉情緒不安定になり、涙もろくなる
- ◉無気力になる
- ◉理由もなく憂鬱《ゆううつ》になる
- ◉ちょっとしたことで死にたくなるほど落ち込む
- ◉イライラしやすくなる
- ◉否定的、悲観的になる
- ◉性欲が異常に増進・減退する
- ◉家族や友人、恋人とケンカをしやすくなる
- ◉子どもにきつくあたってしまう
- ◉感情的になりやすく、暴言をはきやすくなる
- ◉人付き合いが面倒くさくなる
- ◉集中力、判断力が低下する
- ◉無性に整理整頓がしたくなる
- ◉衝動買いをしやすくなる

…など

いかがでしたか。思いあたる症状はありましたか？　自分でもなぜそうなってしまうのか不可解に思っていた症状や言動が、あったのではないでしょうか。または、周りの人に思いあたることもあったのではないでしょうか。もし、この中で思いあたるものが多くあり、しかも日常生活に支障をきたすほど症状が強い場合は、早めに婦人科・女性外来へ相談されることをお勧めします。

ＰＭＳの中で、特に心理的症状が極度に強い場合は、**PMDD**《ピーエムディーディー》**（Premenstrual Dysphoric Disorder）**日本語で**月経前不機嫌性障害**と診断されることもあります。

心理的トラブルで挙げた内容について少し詳しく解説しますと、無気力になる、理由もなく憂鬱《ゆううつ》になる、ちょっとしたことで死にたくなるほど落ち込む、というのは、内側に向いているトラブルのため、ひとりで抱え込んでしまう苦しさがあります。

イライラしやすくなる、否定的、悲観的になる、性欲が異常に増進・減退する、というのは、人格を誤解される危険があります。

家族や友人、恋人とケンカをしやすくなる、子どもにきつくあたってしまう、感情的になりやすく、暴言をはきやすくなる、人付き合いが面倒くさくなる、集中力、判断力が低下する、無性に整理整頓がしたくなる、衝動買いをしやすくなる、というのは客観的に見ても分かる症状のため、人間関係に悪影響をおよぼしたり、社会生活に支障をきたしたりする恐れがあります。

これらの症状が出たときに、ＰＭＳだと理解していないと「自分はなんて駄目な人間なんだ。もしかしたら鬱《うつ》か何かの病気かもしれない」などと思ってしまう人がいます。特に普段有能で責任感の強い人だとそんな自分が許せなくて大きく落ち込んでしまう傾向があります。しかし、ＰＭＳを知ってさえいれば「あ、来た来た」と受け流したり、自分なりに、この時期には重大な決断はしない、クレジットカードで買物しないようにカードを持ち歩かないなどと対処法を決めておくことができるはずです。また、**恋人や配偶者、家族や友達、同僚などには女性の身体のサイクルを説明してPMSを理解してもらいましょう。**女性同士なら、より理解し合えることですよね。

PMSの症状があるときには、犯罪に結びついてしまうケースもあるので注意が必要です。イギリスの産婦人科医でPMS研究の第一人者であるキャサリーナ・ダルトン氏によるとPMSが原因と見られる犯罪は、いたずら電話や万引きなどから、傷害、殺人まであるといいます。普段は良識ある女性が、PMSの時期になると、このような犯罪をおかし、自分でもなぜそのようなことをしてしまったのか分からない、ひどい場合には、PMSの症状がおさまると、犯罪をおかしたことさえ覚えていないということもあるほどです。そして、欧米ではPMSは、減刑の理由として認められています。残念ながら日本では、PMSはまだそこまでの権利を得られていません。

症状が出る時期

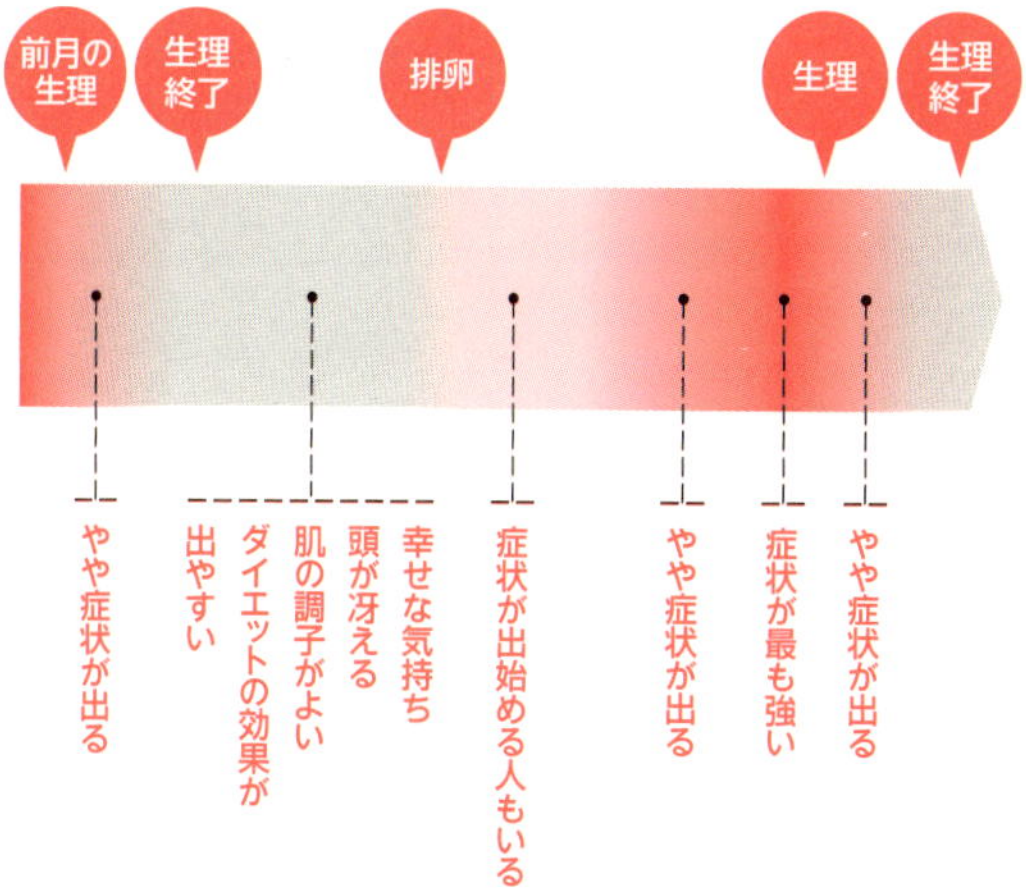

PMSの症状は、生理の1週間ほど前から出始め、2、3日前から生理開始までの間に最も強く出る人が多いです。排卵直後から症状が現れ始める人もいます。そして、生理が始まってしばらくすると症状が消えていきます。

生理終了後から10日間ほどの間は、気持ちが安定していて、ポジティブで明るくエネルギッシュに過ごせる時期です。肌や髪の調子もよく、ダイエットの成果も効果的に現れます。女性にとって1ヶ月のうちで最も幸せな気持ちで過ごせる時期です。

なぜＰＭＳは起こるのか

ＰＭＳは１９３１年に初めてその概念が報告され、欧米では人間科学、心理学、精神医学など多岐にわたる医療分野での研究が進められました。しかし、ＰＭＳが起こる原因はいまだ解明されていません。医学的に明確に解明されないのは、ＰＭＳには１５０種以上の症状が報告されており、しかもその症状には個人差が大きいからです。

原因には諸説ありますが、今は、体内のホルモンバランスの変化が引き起こしていると考えるのが最も一般的になっています。私も、産婦人科医として、この説を支持しています。排卵から生理へとホルモンのバランスが変化するとき、身体がその変化に対応しきれず、心身が不安定になるというものです。しかしこれは、ホルモンがちゃんと機能していて生理周期が安定していることの証でもあります。

PMSの主な原因

◉ホルモンの急激な増減によるもの
エストロゲン（卵胞ホルモン）とプロゲステロン（黄体ホルモン）などの分泌量が急激に増減するため。

◉セロトニンの分泌異常によるもの
脳内に神経刺激を伝達するセロトニンが、生理の前にバランスを崩すため。

ホルモンとは、大脳の直下にある脳下垂体や特定の臓器で合成、分泌される微量な化学物質です。脳下垂体から分泌されるホルモンは、視床下部でコントロールされており、視床下部から指令があると脳下垂体からホルモンが分泌され、血液にのって身体中をめぐっていきます。そして、対象とする臓器や組織に作用して特定の応答を引き起こし、その臓器や組織でまた違うホルモンが合成されて血液中に分泌されます。特に生命活動を保つ器官、生殖活動のための器官がちゃんと機能するように調整しています。したがって、**毎月卵巣や卵管や子宮がちゃんと機能して妊娠するための準備が整えられるのは、このホルモンの連携のおかげなのです。**

生殖活動において特に重要な脳下垂体からのホルモンには、卵胞刺激ホルモン（FSH）、黄体化ホルモン（LH）、乳汁分泌ホルモン（プロラクチン）の3種類があります。中でも、FSHとLHは、生理の周期に応じて卵巣を刺激します。卵巣の中にある卵胞は、FSH（左図❶）によって成長してエストロゲンを分泌します（左図❷）。そのエストロゲン量がピークになると、脳下垂体からLHが分泌され（左図❹）、LHの刺激を受けて卵胞内から排卵します。排卵後、卵胞は細胞が変化して黄体という組織を形成します。そして、プロゲステロンとエストロゲンを分泌し、子宮内膜を厚くして着床しやすくしたり、妊娠を持続させる作用をしたりします（左図❺）。

少し話がややこしくなりましたが、つまりホルモンとは、メールのようなものだと考えてください。視床下部からさまざまな器官に対してメールが出され、血液によって届けられます。そして、そのメールを受け取った器官は、メールの内容に応じて行動を起こしたり、また別のところへ新たなメールを出したりしているのです。19ページに女性の生殖活動にかかわるホルモンの働きを図にしました。

ホルモンの働き

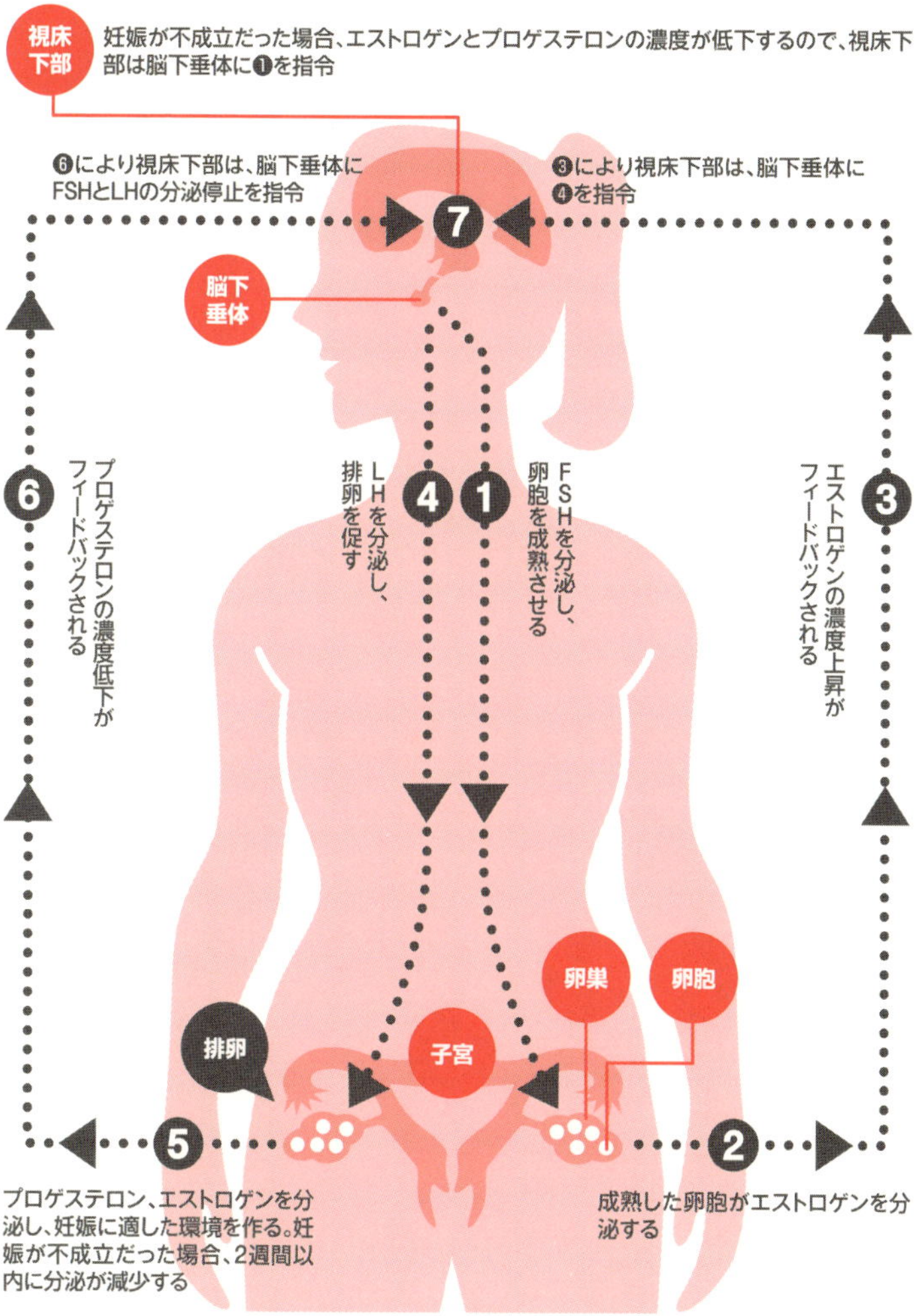
視床下部
妊娠が不成立だった場合、エストロゲンとプロゲステロンの濃度が低下するので、視床下部は脳下垂体に❶を指令
❻により視床下部は、脳下垂体にFSHとLHの分泌停止を指令
❸により視床下部は、脳下垂体に❹を指令
7
脳下垂体
6
プロゲステロンの濃度低下がフィードバックされる
4
LHを分泌し、排卵を促す
1
FSHを分泌し、卵胞を成熟させる
3
エストロゲンの濃度上昇がフィードバックされる
卵巣
卵胞
排卵
子宮
5
2
プロゲステロン、エストロゲンを分泌し、妊娠に適した環境を作る。妊娠が不成立だった場合、2週間以内に分泌が減少する
成熟した卵胞がエストロゲンを分泌する

このように、排卵後は妊娠のためにエストロゲンとプロゲステロンが増え続けて、妊娠の準備を整えます。

しかし、**PMSは、このエストロゲンとプロゲステロンの濃度が急激に増減することが原因で起きると考えられています。** エストロゲンが減少すると、興奮を抑える働きを持ち、血管を収縮させるセロトニンが減少し、脳の血管が拡張して片頭痛を引き起こしたりします。プロゲステロンは、水分を体内にためる働きがあるため、増加するとむくみを生じさせます。腸のぜん動運動も低下させるので、お腹が張ったり、便秘にもなりやすくなります。乳腺の発育を促す働きもあるので胸が張ってきます。

もし妊娠が成立しなければ、子宮内の環境を整える必要がなくなり、次の受精着床のためのリセットが行われ、エストロゲンとプロゲステロンの分泌量が低下します。このホルモン量が低下することで19ページにあるような一連のサイクルが崩れ、視床下部でのコントロールが難しくなります。そして、自律神経系の循環器系や消化器系、免疫中枢の要でもある視床下部がコントロールできなくなることで、それぞれの器官に影響が出ると考えられています。

循環器系に影響すれば、頭痛や血行が悪くなることによる肩こりが起こります。他にも、身体がだるい、起き上がれないなどさまざまな体調不良が起こります。消化器系に影響すれば、ここでもまた腸のぜん動運動が不良になり、便秘や下痢などになってしまいます。免疫中枢に影響すれば、アレルギー反応を起こしやすくなります。

視床下部そのものも、食欲、性欲、集団欲を司っているので、摂食障害を引き起こしたり、性欲が増進、減退したり、人と関わるのが面倒になったりします。嗅覚や味覚にも影響し、匂いに敏感になったり、濃い味を好むようになったりします。そして、視床下部は〝情動の脳〟とも言われる器官のため、イライラしたり、わけもなく涙が出やすくなるなど情緒不安定になったりします。

その他にも、子宮内膜から出るホルモンのプロスタグランディン、副腎皮質から出るホルモンのアルドステロン、妊娠中や出産後に脳下垂体から出るホルモンのプロラクチンもPMSを起こす要因だとする説もあります。

プロスタグランディンは、特に生理直前や生理時に多く分泌されます。生理前に分泌量がピークを迎えて血管を収縮させ、頭痛や肩こり、冷え、手足のしびれなどを生じさせます。また、胃腸のぜん動運動を促すため、吐き気や胃の痛み、下痢を起こします。

アルドステロンは、血液中のナトリウムやカリウムといったミネラルの量を調整しており、生理前にこのホルモンが増加することによって、身体のむくみを引き起こすと言われています。

プロラクチンは、妊娠し、出産すると分泌量が高まり、乳腺を刺激して、母乳を出したり、排卵を抑制します。しかし、ストレスを感じたりすることで、妊娠していないにもかかわらず、過剰に分泌されることがあります。そうすると、胸が張ったり、排卵が起きにくくなって生理のサイクルが乱れたりすることがあるのです。

このようにさまざまなホルモンがPMSの原因になっていると考えられます。

23ページのホルモンと基礎体温の推移とPMSの関係の図をご覧ください。

成熟した卵胞からのエストロゲン分泌がピークに達すると、プロゲステロンの分泌が始まり、排卵を促すLHが急上昇して排卵が起きます。

排卵後、基礎体温が高温期になると、エストロゲン量は一度下がり、再び上昇する頃、妊娠を維持させる役割を持つプロゲステロンがピークに達します。この時期を着床期と言います。ここで妊娠が成立しなかった場合、プロゲステロンとエストロゲンの分泌は減少していきます。この2つのホルモンが急激に増減する時期にＰＭＳが起きると考えられます。

ホルモンと基礎体温の推移とPMSの関係

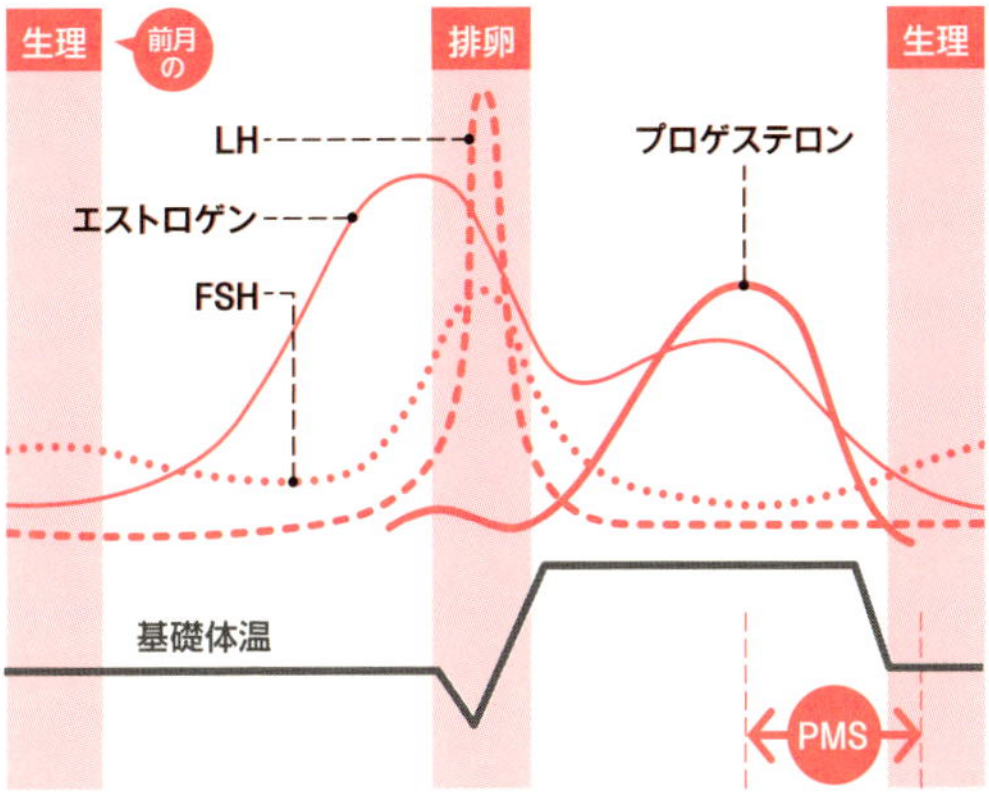

ＰＭＳはセロトニンの分泌異常によるものとも考えられています。セロトニンは、脳内に神経刺激を伝達する物質。神経線維の末端（シナプス）から分泌され、神経情報を伝達する役割を担っています。しかし、**生理前にエストロゲンとプロゲステロンが急激に減少することで、脳内のセロトニンが混乱し、分泌異常を起こして低下する**ことで、心理的トラブルを引き起こすのではないかと考えられています。

　また、**セロトニンの低下については、ストレスが要因だとも考えられています。**ＰＭＳを自覚する女性のうち、心理的トラブルが重いと訴える女性は、もともとストレスへの抵抗が弱い体質の人が多いようです。ストレスの蓄積は、セロトニンの分泌を低下させます。そのため、生理前にホルモンの影響を受けてセロトニンが低下したときに欠乏状態になり、さらに心理的トラブルを引き起こすと考えられます。そして、こうして起こるＰＭＳの症状が、またストレスを増大させてしまうという悪循環に陥っていっているようです。

生理周期を確かめてPMSに備える

PMSの症状をやわらげるためには、基礎体温表をつけて自分の身体のリズムを知ることが大切です。基礎体温は避妊や妊娠のためにつけるものだと思っている人が多いですが、**毎月の身体のサイクルを知り、子宮や卵巣の状態を知るために大切な情報です。**自分で排卵日や生理日を予測できれば、PMSのリズムが分かり、その時期には、仕事の負荷が大きくないように調整したり、家族や周りの人との関係にも気を配ることができたり、自分の精神状態を客観的に捉えて対応することができます。

ちなみに、生理予定日の計算の仕方は、生理が始まった日を1日目と数えて、例えば29日目に次の生理が来たら、それは28日周期ということになります。つまり、次の生理も29日目前後に来ると予想がたてられます。周期には個人差がありますが一般的には25日~35日くらいが正常とされ、基礎体温が下がったら生理がきます。

基礎体温とは、運動や食事や精神活動をしていない状態の体温のことです。そのため、朝目が覚めたらなるべく身体を動かさないで検温します。検温は、専用の婦人体温計で計ります。普通の体温計より、細かいメモリで小数点以下2ケタ単位まで検温できるようになっています。朝、横になったまま布団の中で体温計を舌の下に入れて、口を閉じ、5分間計ります。舌の下で計ると外気などの外的刺激を受けず、微妙な体温の変化が分かります。そして計った体温は、28～29ページのような基礎体温表に記入して、折線グラフにしておきます。基礎体温表はインターネットで検索すればダウンロードできるものが出てきますので、それを利用すると便利でしょう。本書のカバーの裏にも基礎体温が書き込めるオリジナルのPMSチェックカレンダーをつけてありますので、こちらもご活用ください。

もし、トイレなどで一度起き上がってしまっても、もう一度布団に入って15分程度安静にした後、計れば問題ありません。同じ時間に計るのが基本ですが、時間がずれても計るようにしましょう。2、3日計り忘れがあったとしても、大丈夫です。**検温を継続して日々の変化を見ていくことに意味があります。**

グラフの備考欄をPMS日記として利用してください。その日の体調や出来事（前日遅くまでお酒を飲んでいた、身体がだるい、胸が張る、恋人とケンカした、ミスが多かった、風邪、出血の量、不正出血、痛み、おりものの様子、性交渉など）も記入しておきます。特定の不調がある人は、グラフの下のほうを利用して痛みやつらさの度合いを4段階で記入しておいて、どの時期が一番症状が強いかをチェックします。

どうしても基礎体温表への記入が面倒でできないという人には、体温を自動で記録して、グラフにしてくれる婦人体温計も市販されています。

グラフは3ヶ月間つけると自分の状態が見えてきます。PMSが起こりやすい時期を予測することができ、その時期には、気を配ることができるのです。

そして、**体温の推移によって排卵やホルモンバランスは正常か、卵巣機能に異常がないかなどの推測ができます。**排卵が正常に行われている人の基礎体温表は、排卵を境にして低温期と高温期に分かれ、2相になります。一般的に36・7度以上になると高温期とされていますが、36・7度以上にならなくても、きちんと2相になっていれば問題ありません。高低の差が0・3度以上あれば正常とされています。2相にならない月が続く場合は、排卵していない可能性があります。ただ、体調が悪かったりストレスがあると排卵がなくなったり遅れたりもするので、必ず数ヶ月続けてチェックしましょう。また、綺麗なグラフにならず、凹凸があっても、大体2相になっていれば大丈夫です。

4月

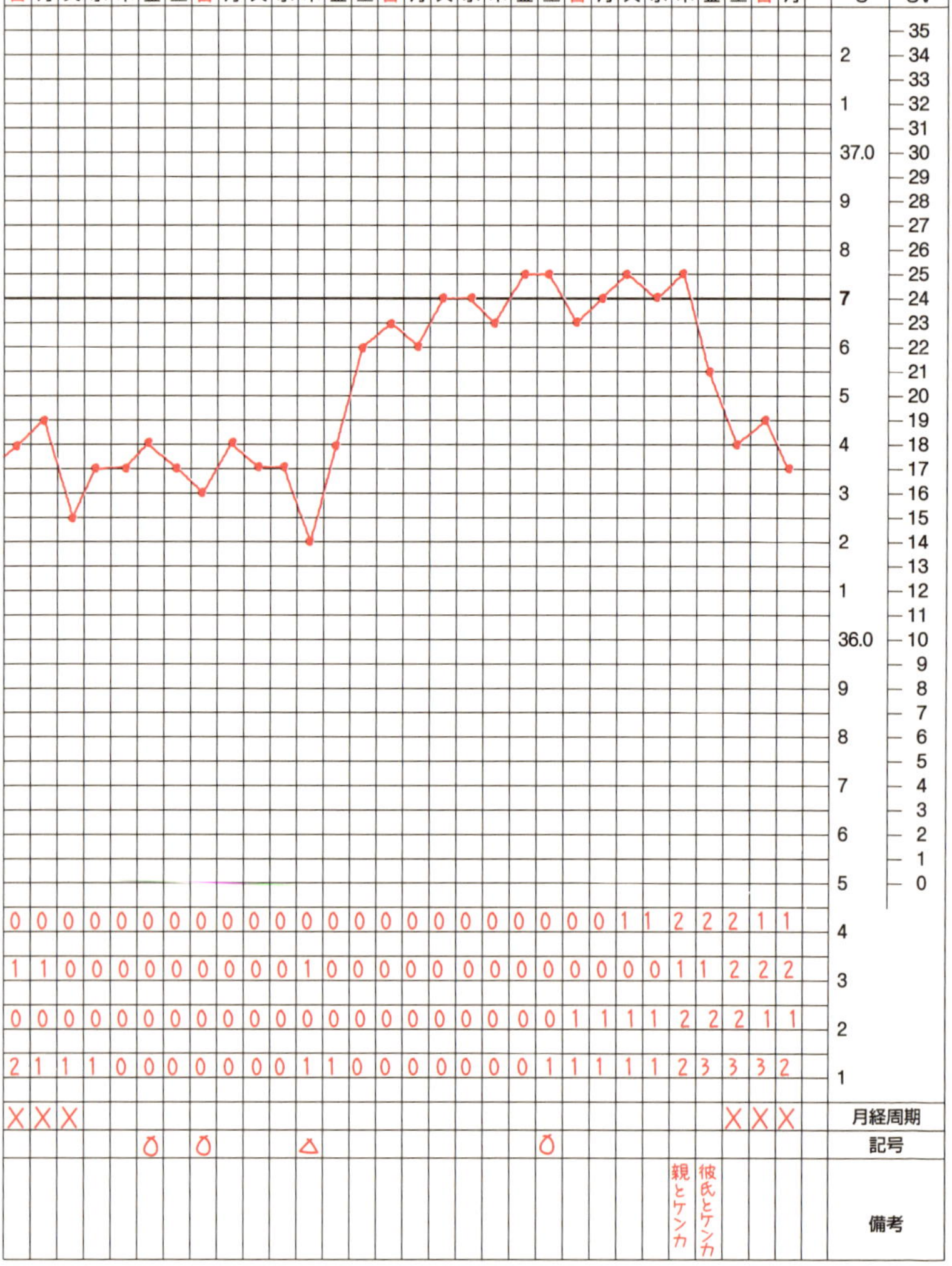

	1日	2月	3火	4水	5木	6金	7土	8日	9月	10火	11水	12木	13金	14土	15日	16月	17火	18水	19木	20金	21土	22日	23月	24火	25水	26木	27金	28土	29日	30月
4	0	0	0	0	0	0	0	0	0	0	0	0	0	0	0	0	0	0	0	0	0	0	0	1	1	2	2	2	1	1
3	1	1	0	0	0	0	0	0	0	0	0	1	0	0	0	0	0	0	0	0	0	0	0	0	0	1	1	2	2	2
2	0	0	0	0	0	0	0	0	0	0	0	0	0	0	0	0	0	0	0	0	0	1	1	1	1	2	2	2	1	1
1	2	1	1	1	0	0	0	0	0	0	0	1	1	0	0	0	0	0	0	0	1	1	1	1	1	2	3	3	3	2
月経周期	×	×	×																									×	×	×
記号						○		○				△									○									
備考																										親とケンカ	彼氏とケンカ			

症状の度合　0…全くなし　1…少しある
2…つらい　3…かなりつらい

記号　月経 ×　排卵痛 △　不正出血 ▲　性交渉 ○　おりもの ＋

基礎体温表

3月

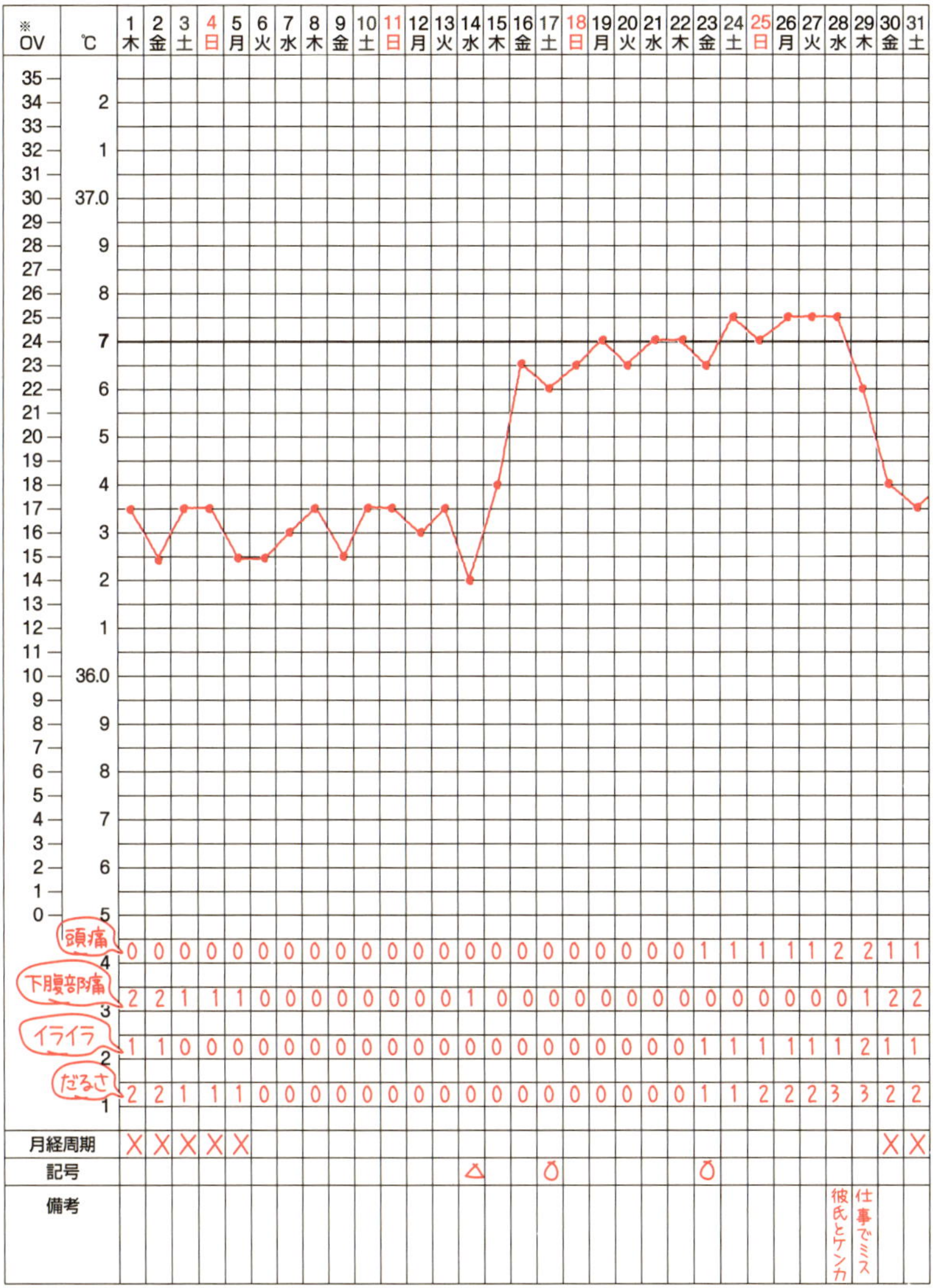

	1木	2金	3土	4日	5月	6火	7水	8木	9金	10土	11日	12月	13火	14水	15木	16金	17土	18日	19月	20火	21水	22木	23金	24土	25日	26月	27火	28水	29木	30金	31土
頭痛	0	0	0	0	0	0	0	0	0	0	0	0	0	0	0	0	0	0	0	0	0	0	1	1	1	1	1	2	2	1	1
下腹部痛	2	2	1	1	1	0	0	0	0	0	0	0	0	1	0	0	0	0	0	0	0	0	0	0	0	0	0	0	1	2	2
イライラ	1	1	0	0	0	0	0	0	0	0	0	0	0	0	0	0	0	0	0	0	0	0	1	1	1	1	1	1	2	1	1
だるさ	2	2	1	1	1	0	0	0	0	0	0	0	0	0	0	0	0	0	0	0	0	0	1	1	2	2	2	3	3	2	2
月経周期	X	X	X	X	X																									X	X
記号														△			○						○								
備考																												彼氏とケンカ	仕事でミス		

※OVとは、35.5〜38.0℃の間を50等分した目盛で、記録の簡便化を図ったもの。

PMS傾向が強い人の特徴

自分にあてはまると思うもの、または、よく人に言われるものにチェックを付けてください。

- □ 律儀
- □ まじめ
- □ 几帳面
- □ 執着心が強い
- □ 完璧主義
- □ 負けず嫌い
- □ 自分に厳しい
- □ 依存が強いものがある（食、物、酒、タバコ、恋人、親、友人、性交渉など）

□ 嗜好品の量が多い（酒、タバコ、コーヒー、甘いもの）
□ 妄想癖（逃避癖）がある
□ コンプレックスがある
□ 自我が強い
□ こだわりが強い
□ 我慢するタイプ
□ 普段は感情をあまり表に出さない
□ 生活リズムが変則的な人（夜勤、徹夜がある職業など）
□ 生理はわずらわしい嫌なものだという意識が強い
□ 不定愁訴（頭痛、不眠、冷え性、疲れがとれないなどいつもなんとなく体調が悪い）
□ 自律神経系のバランスが悪い
□ ストレス関連疾患を患ったことがある

これらは、私が以前10代から50代までの女性３００人にＰＭＳに関するアンケートを実施して得たＰＭＳの症状が出やすい人の特徴です。したがって、チェックの数が多い人ほど、ＰＭＳの症状が強く出やすい人ということになります。５項目以上10項目未満チェックがついた人は黄色信号。10項目以上チェックがついた人は要注意の赤信号です。

また、これらの項目の中でも特に、**嗜好品の摂取量が多い人にＰＭＳの傾向が強い**という結果が出ています。因果関係は解明されていませんが、お酒、タバコ、コーヒー、間食の回数・量が多い人は、控えてみると症状が改善するかもしれません。

もうひとつ突出した項目は、几帳面であるというものです。**綺麗好き、神経質といった几帳面さのある人はＰＭＳであることが多い**ようです。

婦人科・女性外来へ行ってみよう

先にも述べたようにＰＭＳの症状は大なり小なり誰にでもあるものです。しかし、身体の調子がつらくて仕事や家事がままならない、気持ちが不安定でよく家族や周囲の人と大きなトラブルを起こしてしまう、眠れないなど**症状が重い人は、婦人科・女性外来に相談してみましょう。**自分の身体を知るのは大切なことです。

婦人科は、自分の一番プライベートな部位を見られるので恥ずかしい、内診をされるのが嫌だという印象を持っている人が多いようですが、ＰＭＳでの診察では、必ず内診をするとは限りません。基礎体温が2相にならない、不正出血があるなど、婦人科系の疾患が疑われるときに内診は行われます。内診をしなければいけない場合でも、性交渉の経験がない人、しばらく遠ざかっている人はその旨を伝えれば、器具の種類を変えるなどして必ず配慮してくれますので安心してください。

また、男性の医師に相談すること自体に抵抗がある人もいると思いますが、最近は、女性医師もたくさんいますので、ご自身に合った医師を探してみてください。婦人科や女性外来だけでなく、心療内科などにもＰＭＳの診療をしているところがあります。インターネットなどで情報を収集して、ＰＭＳを診てくれるところかどうかを調べてから行きましょう。

初めて受診するときには、できれば**３ヶ月分の基礎体温表を持参しましょう。**前にも述べたように、基礎体温表から婦人科系の疾患の推測ができますし、28〜29ページの表のように自身の症状の度合いも記録してあれば、スムーズに適切な治療を受けることができます。

もし基礎体温表をつけていない場合には、**最低限、最終生理開始日だけは正確に言えるように**しておいてください。

第2章

身体的トラブルの症状と対策

身体的トラブルは、どうにも我慢できないもの。しかも、ＰＭＳの知識がないと、原因が分からず不安を感じてストレスをためてしまいます。病院に行っても、ストレスで片付けられてしまうかもしれません。ですから、原因が分からないけど体調が悪いというときは、基礎体温表と日記（28〜29ページ）をつけて、症状が出る時期をチェックしてみましょう。生理前にのみ症状があるようでしたら、それはＰＭＳの可能性が高いです。

以下に、ＰＭＳの代表的な身体的トラブルの原因と対処法を挙げます。漢方薬も紹介しますので、参考にしてみてください。ただし、漢方薬は、体質に合わないとよい効果が得られませんので、専門知識のある薬剤師や医師に必ず相談してください。症状が重く、生活に支障をきたすほどである場合は、婦人科の受診が必要です。

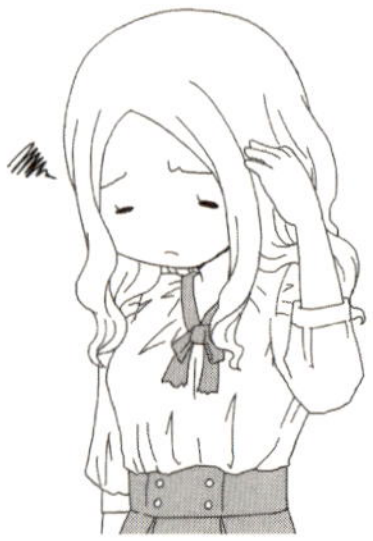

★頭が痛い

頭痛には、自律神経系が乱れ、脳の血管が収縮して血流が悪くなることで起きる緊張性の頭痛と、セロトニンが減少することで脳の血管が拡張して起きる片頭痛があります。自律神経系の乱れはエストロゲンとプロゲステロンの濃度が急激に増減することによって起こります。セロトニンの減少は、妊娠せずエストロゲンが減少することによって起こります。緊張性の頭痛の場合は、市販の鎮痛剤を飲んだりリラックスして自律神経を休めたりすることで改善します。セロトニンが原因の片頭痛の場合は、頭部を冷やすと痛みがある程度やわらぎます。市販の鎮痛剤は効きませんので受診して片頭痛のお薬を処方してもらう必要があります。

★肩がこる

自律神経系の乱れに、東洋医学で言うお血《けつ》が起こり、肩こりが生じます。お血とは、体内・血管に滞留している機能を失った血液で、乳酸など毒素がたまっている血液のことです。血流障害とも言います。お血は血液の流れを阻害し炎症を発生させることもあるためさまざまな症状を起こす原因になります。

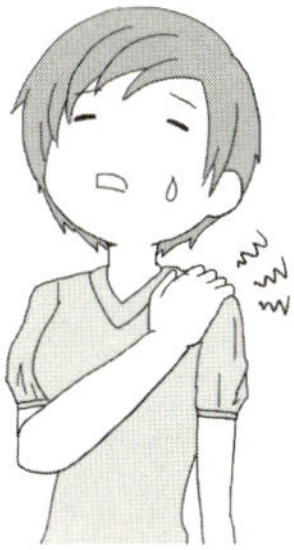

お風呂にゆっくり入って心身をリラックスさせたり、肩をまわす、腕をまわすなどして血行をよくするようにしましょう。漢方薬は、お血を改善する駆《く》お血剤の桂《けい》枝《し》茯苓《ぶくりょう》丸《がん》などを使用します。

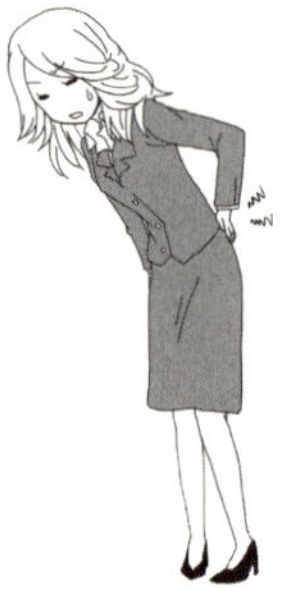

★腰・下腹部が痛い

排卵後の身体は生理に備えてたくさんの血液を子宮に送ります。そのため骨盤内に血液が充血し、お血の状態となります。その結果、子宮の重量も増加して腰が重くなったり痛くなったりします。マッサージをしたり、温めたり、身体を動かして血行をよくしましょう。漢方薬は駆お血剤の桂《けい》枝《し》茯《ぶく》苓丸《りょうがん》などを使用します。

★便秘・下痢になる

生理前は便秘がつらく、生理になると下痢をしてしまうことがあります。生理前はプロゲステロンが、腸管内の水分を体内にため込むため、便が硬くなります。また、ぜん動運動を抑制するので腸の働きが低下し、便秘になると考えられます。その他、交感神経と副交感神経のバランスが崩れるため

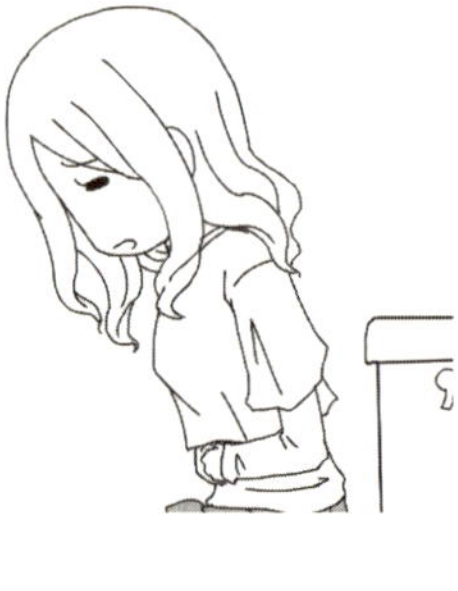

便秘と下痢を引き起こすとも考えられます。お風呂にゆっくり入るなどしてリラックスし、自律神経を休めましょう。漢方薬は、腹痛や排便異常を改善する桂枝加芍薬湯《けいしかしゃくやくとう》などを使用します。

★むくみ

生理が始まると、身体から大量の血液が失われるので、プロゲステロンが、生理に備えてたくさん水分を蓄えておこうとし、むくみが生じます。そのため、身体が重くなったり、靴がきつくなったり、体重が増加します。むくみは放っておくと水分が脂肪とからみついて、セルライトの原因にもなるので気をつけてください。

ストレッチやマッサージをして血行をよくしたり、軽い運動をして水分の代謝をよくしましょう。また、カリウムやカルシウムは水分を排出するのに大切な栄養分です。漢方薬は、利尿作用のある当帰芍薬散《とうきしゃくやくさん》などを使用します。

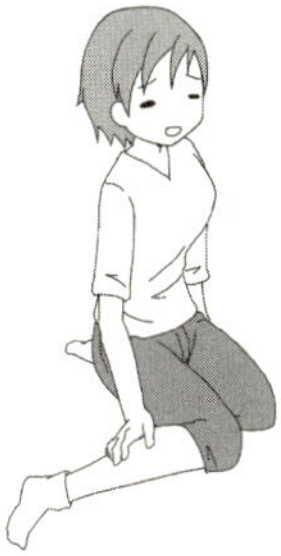

★胸が張る

胸が張って、かゆみを感じたり、ブラジャーをつけているのが気持ち悪くなったり、胸のサイズが大きくなる症状です。腕を動かせないほど痛むという人もいます。これは、乳腺を拡張させるエストロゲンが過剰に分泌されること、または乳腺がエストロゲンに対して過剰に反応しすぎていること、乳

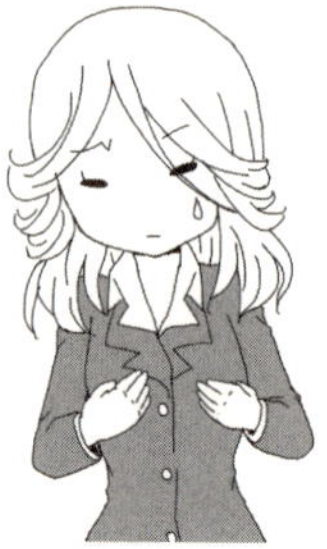

腺の発達を促すプロゲステロンが増加することが原因と考えられています。そのためピルを用いて女性ホルモンの分泌を抑えたりします。ブラジャーはしめつけないものにしましょう。漢方薬は、駆お血剤の桂《けい》枝《し》茯苓丸《ぶくりょうがん》を使用します。

★摂食異常を起こす（過食・拒食気味）

異常に食欲を感じるのは、生理期間は体力をとても消耗するので、その前に身体が本能的に栄養をたくさん蓄えておこうとするからだと考えられています。特に甘いものが無性に欲しくなるのは、生理前にホルモンバランスが変わり、糖代謝が変化するため血

糖値が下がりやすくなるからではないかと言われています。過食の人は、無意識に食べるのではなく、1日3食バランスよく食べることを意識しましょう。どうしてもおもいきり食べたくなってしまったら、ジムに行った後に食べる、オシャレなカフェで決まった量だけ食べるなど、決まりごとを作っておくとよいでしょう。

一方で、全く食欲がなくなり拒食になる場合もあります。これは、過食をして太ったりむくんだりした経験に大きな罪悪感を感じて拒食に転じてしまうことなどが原因と考えられます。まずは食事のリズムを整えましょう。そうすることでメンタルのリズムも整い、気持ちが穏やかになり、症状が改善に向かいます。改善がない場合は、他のストレスが誘因になっていることが考えられますので、心療内科などに相談してください。

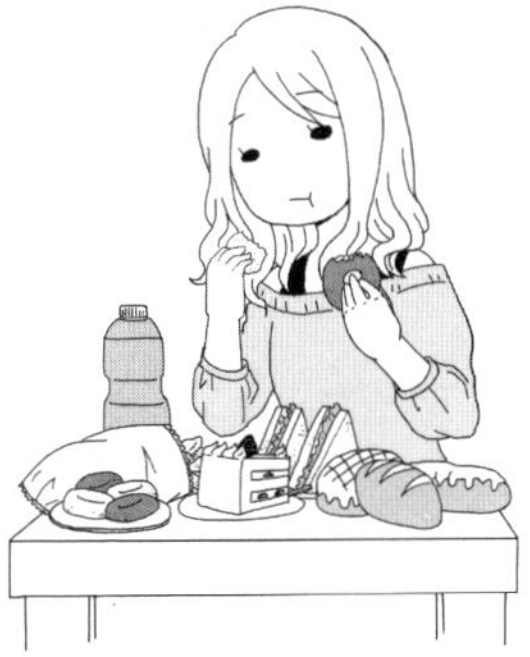

★味覚が変わる

濃い味を好むようになります。お料理をすると味付けが濃く（または甘く）なりすぎてしまいます。プロゲステロンの影響で味覚が鈍る、嗜好が変わるなど、味覚に一時的な変化が生じるからではないかと考えられています。意識して、薄味を心がけましょう。

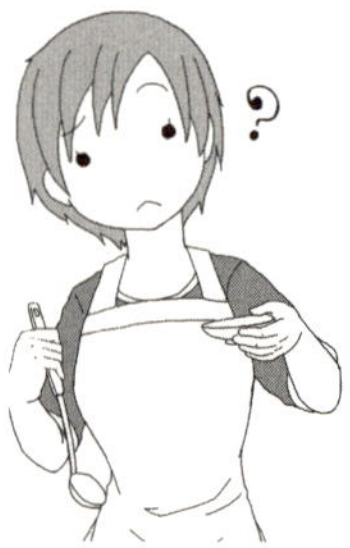

★眠い・眠れない

異常な眠気に襲われ、寝ても寝ても寝たりないという症状が出ます。プロゲステロンは、妊娠しやすいよう身体を休ませる働きがあるため、黄体期には強い眠気を感じると考えられています。また、ホルモンバランスが崩れることで睡眠ホルモンのメラトニンが大量に分泌されてしまうからとも言われています。それとは逆に、寝つきが悪くなる、眠りが浅

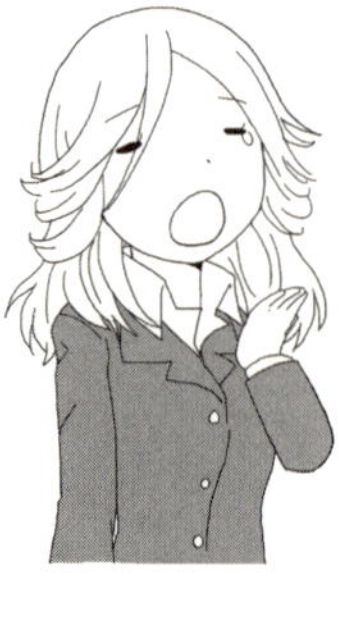

いなどの不眠傾向が出る場合もあります。これは、黄体後期にプロゲステロンが持つ鎮静効果が急激に少なくなり、緊張が緩和されないことが原因と考えられます。

朝、目覚めとともに日光を浴びましょう。目から光を取り込むことで、体内時計が働き、昼間はメラトニンの生成が抑制され、夜は充分に分泌されてぐっすり眠れるという正常なリズムが作れます。朝日は、セロトニンも活発化させ、脳内を調整して感情を安定させます。症状が重い場合は、安定剤や睡眠導入剤を処方することもあります。

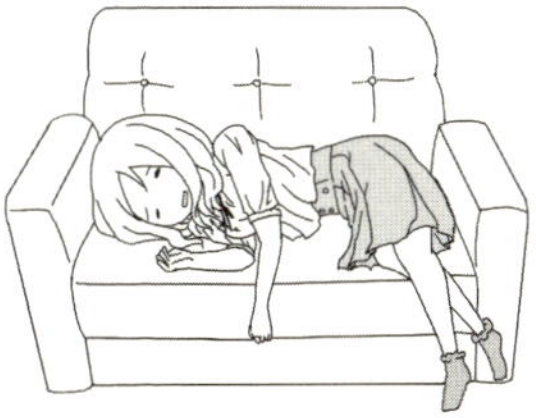

★疲れやすい・だるい

ホルモンの乱れで交感神経（活動や緊張）、副交感神経（休息や修復、リラックス）の切り替えがうまくいかず、交感神経が優位な状態になってしまうために、疲れやすい、疲れがとれなくてだるいなどの症状が出ます。交感神経から副交感神経にスイッチを切り替えられるように、就寝1時間前から間接照明にして薄暗くしたり、ぬるめのお湯にゆっくり入ったり、音楽を聴いたりしてリラックスしましょう。

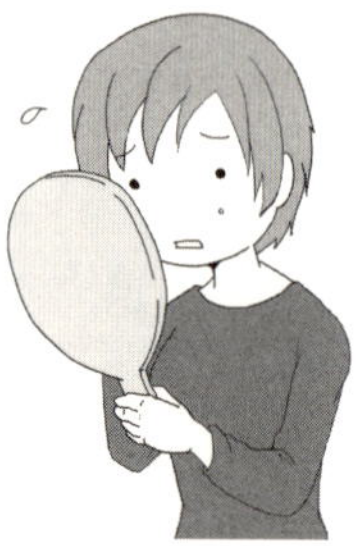

★肌があれる・にきびや湿疹が出る

　プロゲステロンは皮脂の分泌を活発にするため肌の調子が悪くなり、にきびができやすくなります。人によっては、しみが濃くなったり、くまができたり、毛穴が開いたり、顔色が黒ずんだり、湿疹などのアレルギー症状が出る人もいます。

ブラジャーやショーツの跡がみみず腫れになる人もいます。これは、肌が子宮を守るために老廃物を外に出そうとすることから起こる症状だと考えられています。油分を補う保湿は行わないなど、化粧品の使い分けをしましょう。漢方薬は、桂《けい》枝《し》茯苓《ぶくりょう》丸《がん》加《か》ヨクイニンを使用します。

★冷え性になる

　手足や下腹部の冷えがひどくなる症状です。これは、自律神経系が乱れたり、お血によって血流が普段より鈍くなるからと考えられています。お風呂にゆっくりつかり、心身をリ

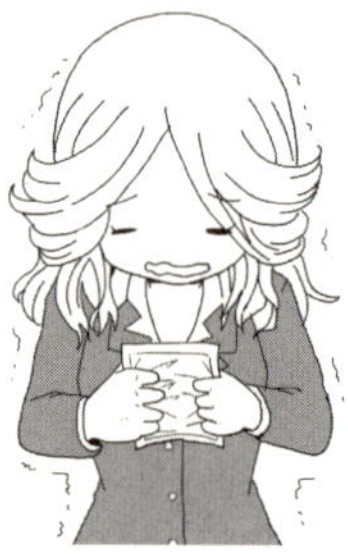

ラックスさせたりストレッチを行って血行をよくしましょう。ウォーキングや階段の上り下りなど息切れしない程度の全身運動は身体を中から温める効果があります。漢方薬は、温経湯《うんけいとう》などを使用します。

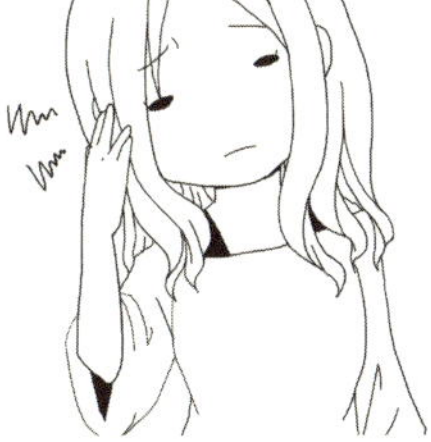

★耳鳴りがする

内耳のむくみにより耳鳴りが生じていると言われています。血行をよくしたり、水分の代謝をよくしましょう。漢方薬は当帰芍薬散《とうきしゃくやくさん》などを使用します。

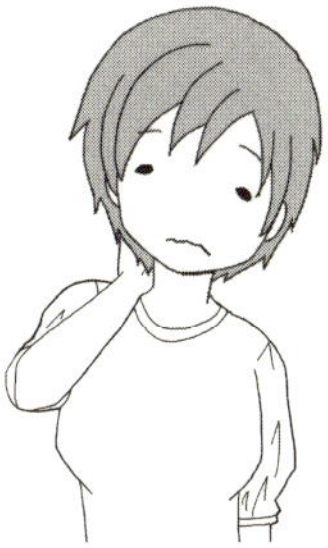

★関節が痛む

手を握るのが痛くて細かい作業ができない、肩が痛い、首が痛いなど関節が痛む症状です。寝違えをしやすくなったりもします。原因はむくみ。筋肉や関節組織に水分が貯留しているので、血行をよくし、水分の代謝をよくしましょう。漢方薬は当帰芍薬散《とうきしゃくやくさん》などを使用します。

★めまいがする

ホルモンのバランスが崩れ、自律神経系が乱れることで起こると考えられます。回転性のものと船酔いのようなものの2種類があり、吐き気をともなうことも多いです。有酸素運動が効果的。ウォーキングやジョギング、スイミングなど軽く汗ばむような運動で自律神経を整えましょう。睡眠を充分にとり、生活リズムを整えることも重要です。漢方薬は利尿作用がある当帰《とうき》芍薬散《しゃくやくさん》などを使用します。

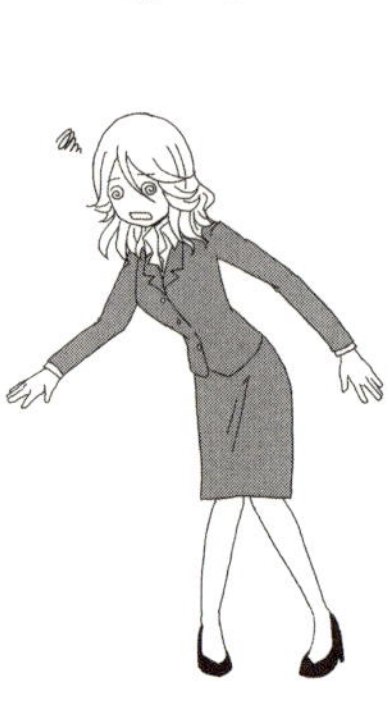

★吐き気がする・嘔吐する

もともと嘔吐反射が強い人に多い症状です。制吐剤を用います。漢方では、半夏厚朴湯《はんげこうぼくとう》や当帰芍薬散《とうきしゃくやくさん》などを使用します。

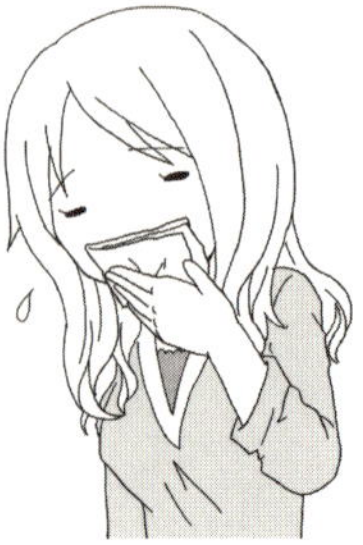

★のぼせる・ほてる

プロゲステロンにより血管が拡張し、体温が高くなることでのぼせます。また、ほてりはお血が原因。たくさんの血液が流れる首を冷やすと効果的に体温が下がります。マッサージをしたり、漢方薬の加味逍遙散《かみしょうようさん》を使用します。

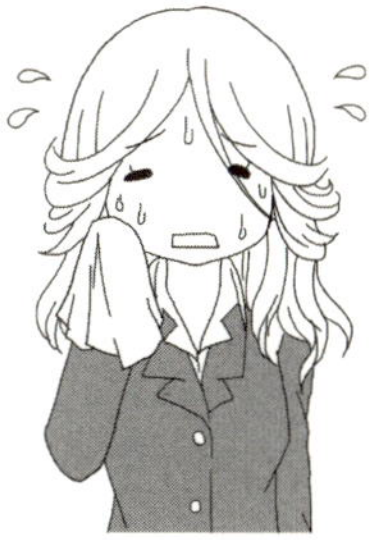

★汗の量が増える

プロゲステロンが増えることにより、汗の分泌が活発になります。また、ホルモンバランスが乱れることで、交感神経が優位になり、体温調節の機能が低下するために多汗になると考えられます。漢方薬の加味逍遙散《かみしょうようさん》を使用します。

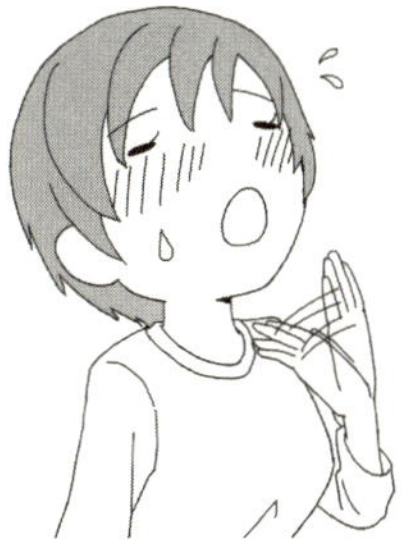

★のどに違和感がある

のどに何か詰まっているような異物感や、首を絞められているような圧迫感を感じて飲み込めない、吐き気がするという症状です。この症状はヒステリー球とも言われます。漢方薬の半夏厚朴湯《はんげこうぼくとう》や、苓桂朮甘湯《りょうけいじゅつかんとう》などを使用します。

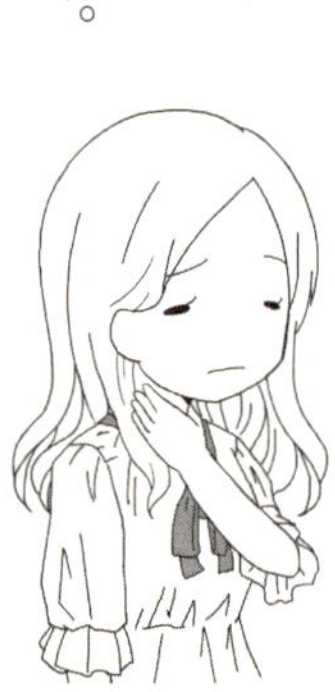

★おりものがいつもと違う

おりものがグミのように弾力性のあるものになり、臭いが強くなる場合があります。老廃物を外に出し、雑菌を子宮や膣内に入れないようにふたをするためです。香りつきのおりものシートをつかう、ウォシュレットで常に清潔にするなどすればよいでしょう。漢方薬は、温経湯《うんけいとう》などを使用します。

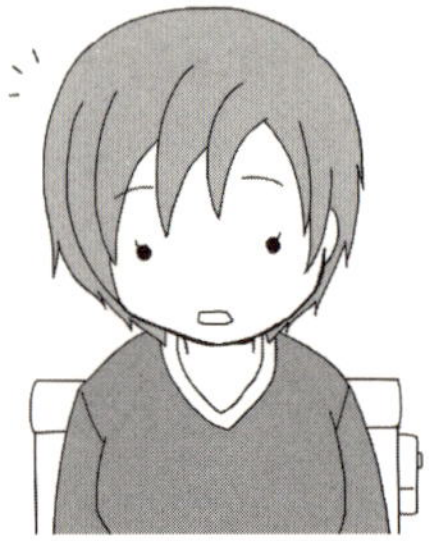

★体重が増える

身体に水分をため込みやすくなるため体の中の水分量が500g～1kg増えます。体重が落ちにくい時期ですが、水分をため込みすぎないよう、運動をして代謝をあげましょう。

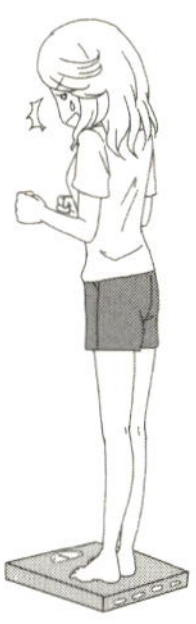

★PMSと間違えやすい病気

PMSの症状と似ているため、間違えやすい病気を紹介します。症状が強いなと感じたら、これらの病気の可能性もありますので、病院で受診しましょう。

まず1つ目は鬱《うつ》病です。鬱《うつ》病はストレスの影響で脳内のセロトニンが不足することで起こると考えられています。気持ちが沈んで気力がなくなり、劣等感、絶望感を強く感じたり、涙もろくなったり、疲れやすくなったり、集中力がなくなったり、死にたい衝動にかられたりする症状があります。

2つ目は慢性疲労症候群。強度の疲労が長期間（半年以上）続き、頭痛や微熱、睡眠障害、思考力の低下などの症状が著しく出る病気です。

3つ目は甲状腺機能亢進症（バセドウ病）。これは、免疫の異常によって甲状腺の機能が高まりすぎる病気です。20代から30代の女性に多く、イライラ、動悸、体温低下、発汗、身体がだるい、食欲増進、情緒不安定、不眠、微熱、下痢などの症状があります。

4つ目は、甲状腺機能低下症。甲状腺ホルモンの不足が原因で、甲状腺の機能が低下する病気。40代、50代の女性に多い病気ですが、20代、30代でも発症することがあります。冷え性、便秘、むくみなどの症状があります。

最後に、化学物質過敏症です。建材の接着剤、塗料や農薬、食品添加物、排気ガスなどの化学物質が原因で心身にさまざまな症状が起こる病気です。イライラ、むくみ、食欲低下などの症状があります。

第3章

心理的トラブルの傾向と対策

——ケース・スタディ——

ケース・スタディ／アドバイザーの紹介

ここまでは医学的な側面からのお話が続きましたが、この第3章からは、人間関係に影響を及ぼすPMSの症状を中心に、主なトラブルの傾向と対策についてマンガで分かりやすく見ていきたいと思います。恋愛編、結婚編、仕事編の3つのシチュエーションごとに代表的な事例を紹介します。第3章では、恋愛・結婚カウンセラーとしてご活躍の**石井希尚**さんにアドバイザーとしてご協力をいただきます。石井さんはご著書やセミナーの中でPMSについて教えていていらっしゃいます。それぞれの事例を見ながら、私の産婦人科医として、女性としての見解だけでなく、石井さんのカウンセラーとして、男性としてのアドバイスをお聞きしていきたいと思います。

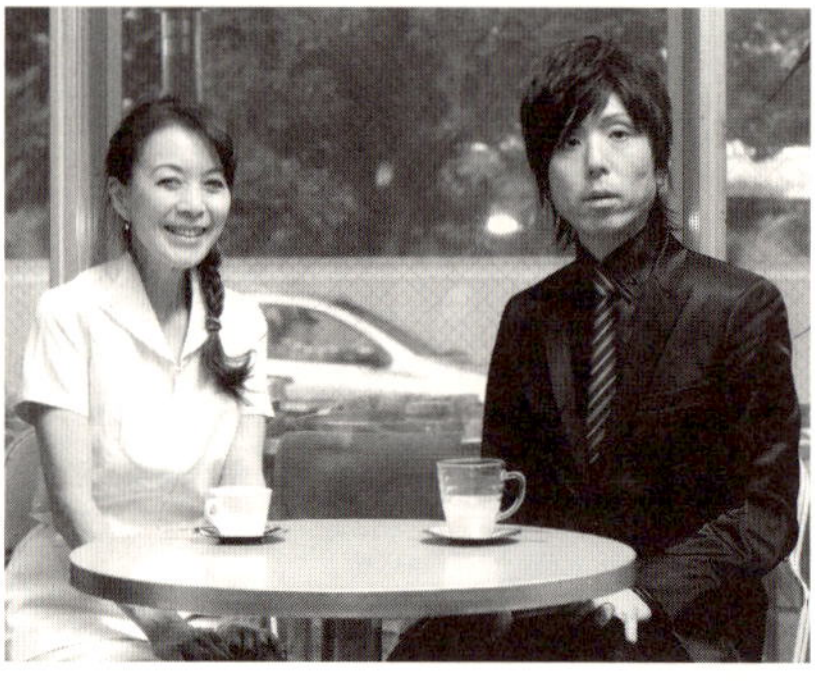

石井希尚 いしい・まれひさ
東京都出身。1993年に渡米。一般カウンセリング、プリマリタル・カウンセリング、聖書学などを学び、インターンを経て牧師に。現在、自身の経営するカフェ「KICK BACK CAFE」にて、結婚・恋愛問題を中心にカウンセリングを行うほか、ミュージシャン、作家、企業セミナー講師など、多岐に渡り夫婦二人三脚で活躍中。株式会社コミティッド代表。著書に『この人と結婚していいの?』（新潮社）、『明けない夜はない』（ディスカヴァー・トゥエンティワン）、『あなたを苦しめる過去から自由になる本』（すばる舎）などがある。

登場人物紹介

恋愛編 P.54から

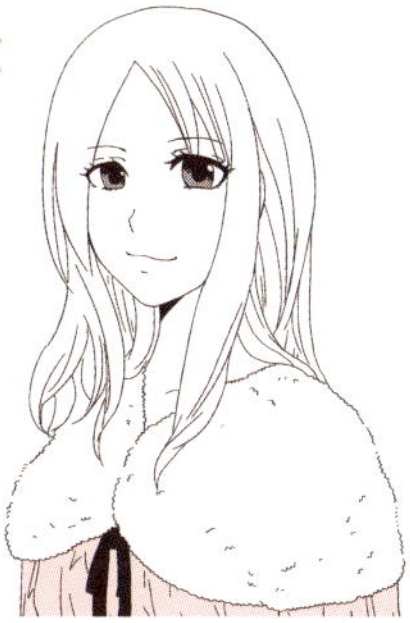

ルナ
21歳。大学3年生。明るく元気な性格だが、打たれ弱く、暴飲暴食や衝動買いをしてしまう一面も。

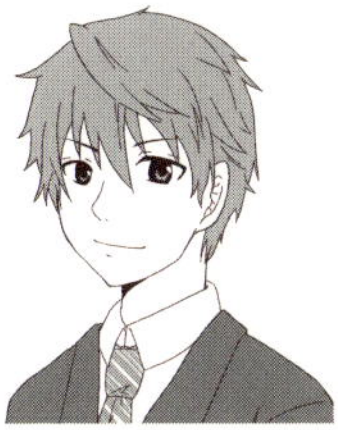

ヒロシ
ルナの彼氏。26歳。一流企業勤務。ルナの元アルバイト先の先輩。

結婚編 P.104から

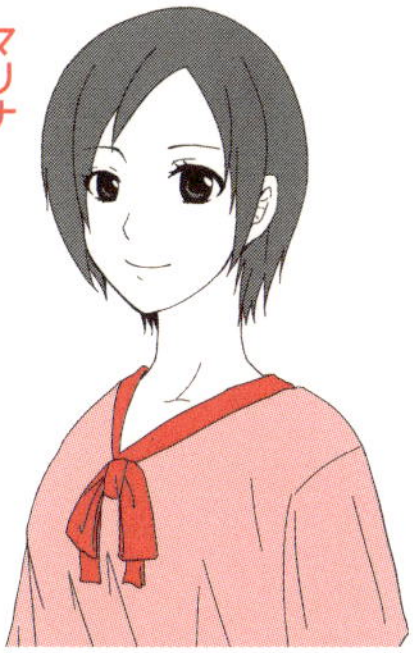

マリナ
36歳。主婦。温和で気配り上手。お菓子作りが趣味。やや潔癖症で、粘着気質な傾向があり。

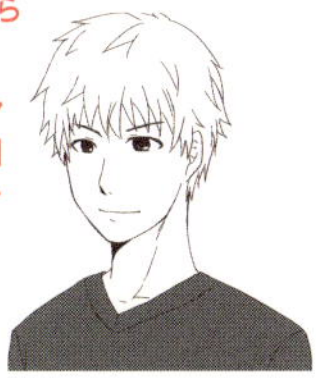

マコト
マリナの夫。38歳。ヒロシの上司。仕事熱心で子煩悩。

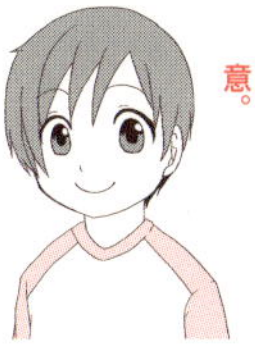

トモヤ
7歳。マリナとマコトの長男。図工が得意。

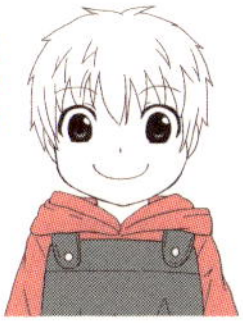

ユウヤ
4歳。マリナとマコトの次男。砂遊びが大好き。

仕事編 P.152から

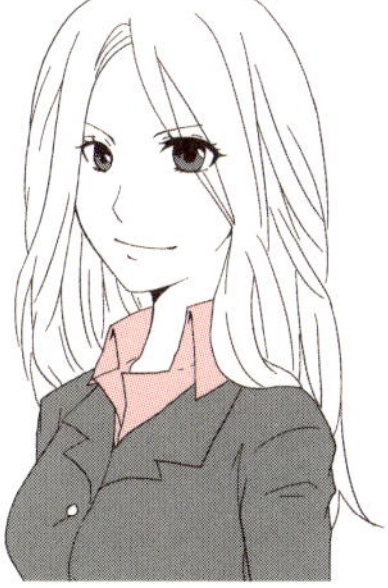

カリナ
28歳。大手メーカーで営業担当。負けず嫌いで完璧主義。ツンデレでプライベートでは甘え上手。

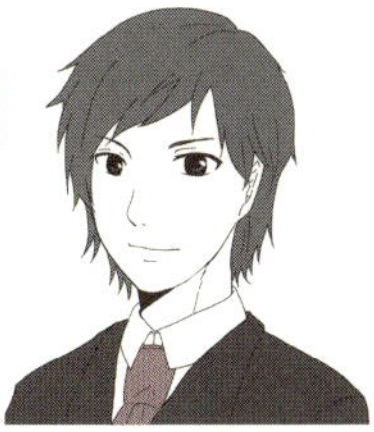

部長
カリナの上司。40歳。イケメンで頭がきれる頼れる部長。

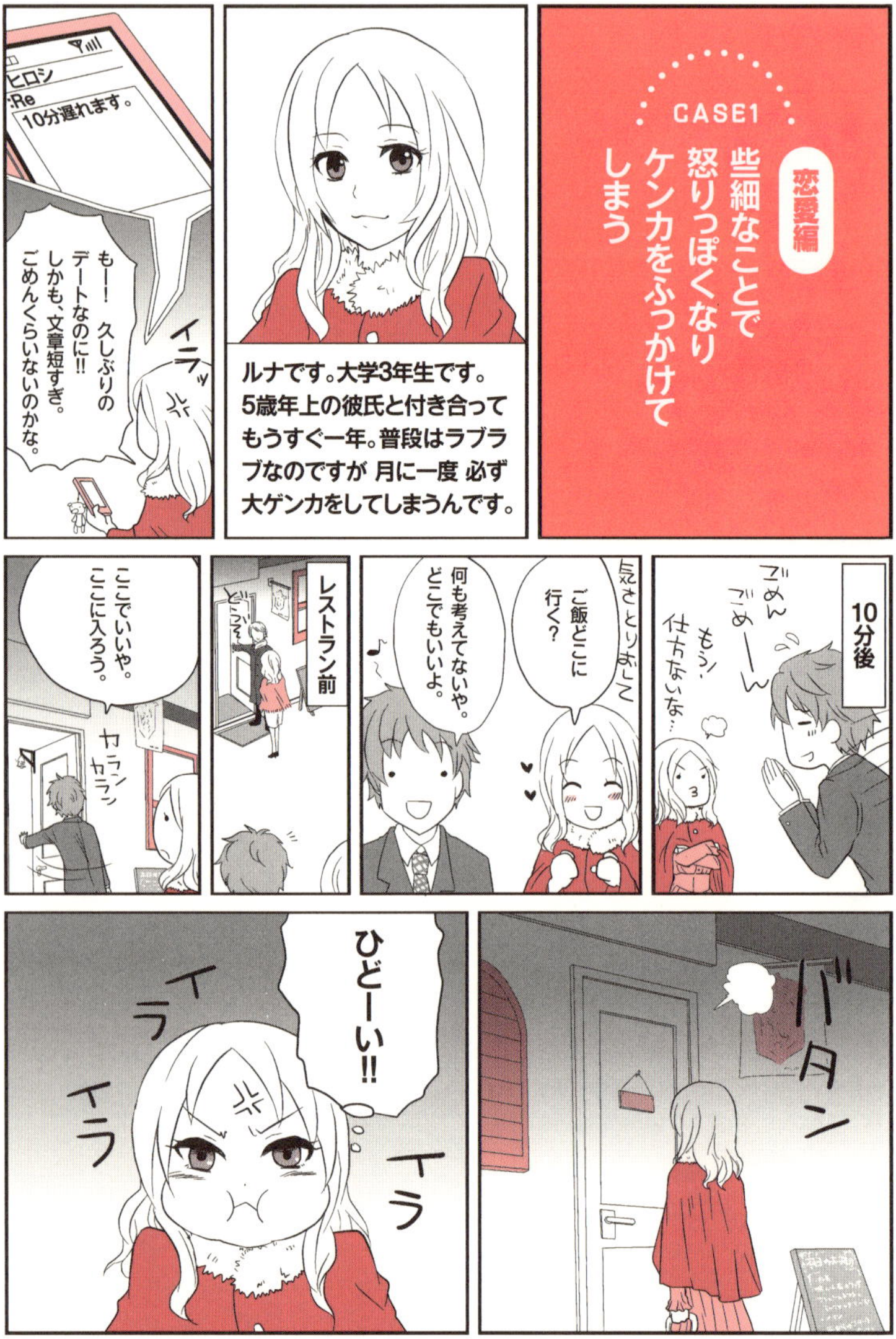
CASE1
恋愛編
些細なことで怒りっぽくなりケンカをふっかけてしまう
ルナです。大学3年生です。5歳年上の彼氏と付き合ってもうすぐ一年。普段はラブラブなのですが 月に一度 必ず大ゲンカをしてしまうんです。
ヒロシ
:Re
10分遅れます。
もー! 久しぶりのデートなのに!! しかも、文章短すぎ。ごめんくらいないのかな。
イラッ
10分後
ごめん ごめーん
もう! 仕方ないな…
気をとりなおして
ご飯どこに行く?
何も考えてないや。どこでもいいよ。
レストラン前
ここでいいや。ここに入ろう。
カランカラン
バタン
ひどーい!!
イラ イラ イラ イラ

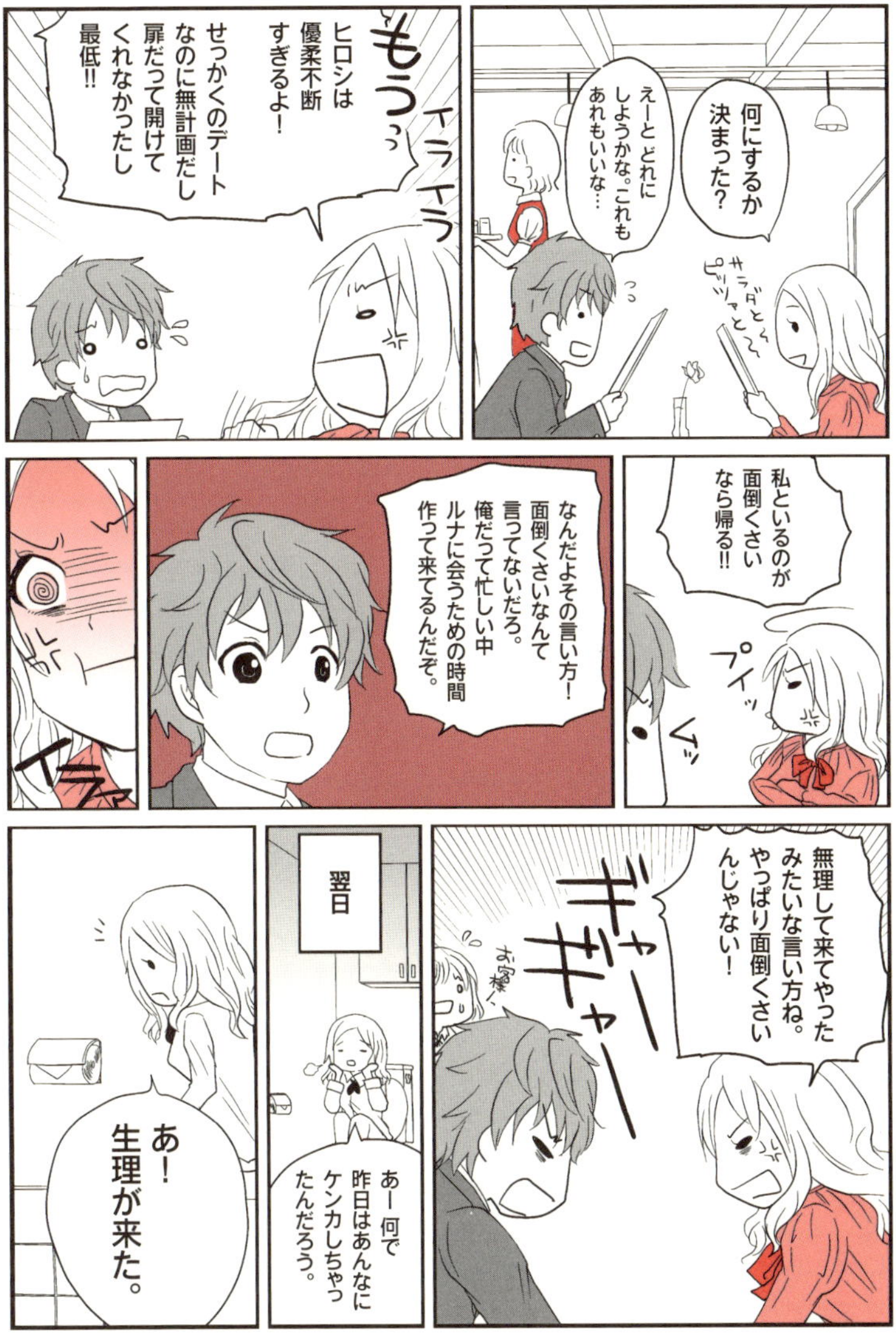
何にするか決まった？
えーとどれにしようかな。これもあれもいいな…
サラダとピッツァと〜
もうっ
イライラ
ヒロシは優柔不断すぎるよ！
せっかくのデートなのに無計画だし扉だって開けてくれなかったし最低!!
私といるのが面倒くさいなら帰る!!
プイッ
ムッ
なんだよその言い方！面倒くさいなんて言ってないだろ。俺だって忙しい中ルナに会うための時間作って来てるんだぞ。
イラァ
無理して来てやったみたいな言い方ね。やっぱり面倒くさいんじゃない！
ギャーギャー
お客様！
翌日
あー何で昨日はあんなにケンカしちゃったんだろう。
あ！生理が来た。

CASE1

恋愛編

些細なことで怒りっぽくなり、ケンカをふっかけてしまう

★PMSで女性の性格が変わる?

池下　ルナちゃんは、ずいぶんイライラしていますね。PMSの時期になると、こんな風に彼氏と必ずケンカをしてしまうという話はよく聞きます。

いつもだったら、メールが淡白でも、10分遅れてきても、ドアを開けてくれなくても、笑って流せるのに、**PMSの時期は、いちいちとげとげしくなってしまう傾向が出る**んです。それで2人がぎくしゃくしてしまう。メニューをなかなか決められないだけで、どうしてそんなに怒るの?　どうして今日はずっととんがっているの?と彼は不思議で仕方ないでしょうね。彼女もイライラして、素直になれない自分にストレスを感じて、自己嫌悪に陥ってしまいます。そして、PMSだと知らないばかりに、自分は性格が悪いんじゃないか、彼に嫌われちゃうんじゃないかと思ってしまう女の子はけっこう多いんです。そのことが原因で、睡眠障害を起こしたり、頭痛につながっていったり、生活

に支障をきたしていくこともあるぐらいです。

石井さんのカウンセリングにも、こういうご相談は多いですか？

石井 多いですね。僕の本を読んで来てくださる方が多いので、本を読んで、「自分はPMSなんだな」と気づいて、「私はPMSの影響がすごく大きいのですが、どうしたらよいでしょうか」という相談が多いです。それから、男性は、やはりPMSを知らない方が多いですね。

池下 PMSという考え方は、日本に入ってきてまだ20年ぐらいのものなのですが、確かに、最近は本や雑誌などで取り上げられることも増えてきましたね。「PMSは誰にでもあるものだから、我慢しないで相談しよう！」と書いてあるのを見ることで、若い女性にはPMSの認識が浸透してきている気がします。でも、私の世代やキャリアウーマンたちには知らない人がいっぱいいるんですよ。女性でさえ知らない人がまだまだいるのに、男性は当然知らないでしょうね。

石井 そうなんです。とにかく男性側としては、全く理解できない女性の奇妙な行動を目のあたりにして「わけ分かんない！」となってしまうんです。だから、僕は男性に、**PMSの時期の女性は、魔物に変わる**んだと教えています。ちょっとしたことでイライラしたり、攻撃的になったりする魔物です。そのくらい強烈な言葉を使わないと男性には理解できないからなんですけどね。

でもそれは**彼女たちの責任ではなく、戦っているのは彼女たち自身なのでやさしく受け入れてあげましょう。この時期は理論的に抵抗したり、彼女にふっかけられたケンカをムキになって買ったりするのはやめ、爆弾処理班のように言動に細心の注意をはらいましょう**と話しています。

池下　それはおもしろい教えですね。魔物ではないですが、ころころ変化する女性の心理について、昔から〝女心と秋の空〟と言う言葉があるぐらいですからね。

石井　まさにその通り！

池下　女性に向けられた言葉としてヒステリーというものもありますね。男性だって感情を爆発させることはあるのに、ヒステリーは女性に向けられる嫌な言葉です。今までニコニコ笑っていたと思ったら、急にカッとしたり、イラッとして物を投げたり、金切り声をあげたりする女性を揶揄《やゆ》した言葉なんですよね。

石井　ヒステリーは、ギリシャ語で子宮という意味の単語ですもんね。「女性は子宮でものを考える」と古代のギリシャ人が考えていたように、医学的知識やＰＭＳの概念がなくても、昔から「女性は急に変化するもんだ」と理解されていたんです。そして、それは女性が持っている子どもを産むという役割と結びつけられて理解されていたんですね。つまり、女性には生理があって男性にはない。生理があるからPMSもあるわけです。それは、**女性が子どもを産むために必要なもの**なわけで、産みの苦しみのひとつなんですよね。女性だけが授かっている役割なんです。ですからPMSの影響で女性の感情の揺らぎが大きいからと言って、「だから女は困るよな」と片付けてしまったら、あまりにも悲しいことです。

もちろんだからと言って、どんなわがままも許してあげようと言っているわけではなくて、男性にはPMSに関する知識を身につけて、上手にかわせるようになってほしいですね。それにはまず、**女性がしっかりとPMSに関する正しい知識を持って、それを男性に伝えることも不可欠**です。彼にちゃんとPMSのサイクルについて教えてあげてください。**男性は理論的に納得できると、すぐに行動に現す**傾向があるので、よき理解者になってくれるでしょう。彼女がいない男性も、誰かとお付き合いしたいと思っているなら、この本を読むなりして、PMSというものがあることを学んでほしいです。

★男性への上手な伝え方

池下　女性は、ＰＭＳについてどういう風に伝えたら、男性にうまく理解してもらえると思いますか。急にかしこまって話すのも話しづらいですよね。

石井　一番いいのは、ゲーム感覚で楽しむことじゃないでしょうか。僕も妻もアメリカに住んでいたのですが、アメリカでは、ＰＭＳグッズというものがあるんですよ。マグカップやＴシャツに「I'm PMS. Stay away」などと書いてあるものが売ってあるんです。だから男性もＰＭＳを知っていて、ちょっと短気で気分が安定していない男性に対しても「おまえＰＭＳなんじゃないのか？」とからかうくらい、アメリカではＰＭＳが認知されています。こんな風にみんなが知っていると言いやすいし、楽しく言えますよね。そういう雰囲気を作ってあげるといいと思います。

池下　では、女性は彼氏や夫に「そろそろ私ＰＭＳの時期だから危ないわよ！」とゲーム感覚で言っておけばいいということでしょうか。

石井　そうです。男性がきちんと理解して受け止めてあげることが大前提ですが、その上で女性も男性も〝触らぬ神にたたりなし〟というぐらいのノリで笑えるほうがうまくいくと思いますよ。

池下 マンガに出てくるヒロシくんは、割と上手にかわしていますね。男性は、女性にケンカを売られたら、「うるせーな！」って言い返してケンカを買ってしまいがちですけど、ヒロシくんは、ルナちゃんが、ワーッとなってもうまくかわしている。

石井 そうですね。あまりキレていないですね。でもPMSの知識がないから、かなり困っている。困って、ストレスがたまってたちゆかなくなることはあると思いますが。

池下 彼氏もPMSを学んでいて、「君は今PMSなんだね。生理が終わっちゃえばまたいつもの君に戻るよ。大丈夫だよ！」と受け入れてもらえるのが一番理想ですね。「怒ってばかりで、君おかしいんじゃないの？ 病院に行ったら？ もう俺はお手上げだよ！」なんて言っちゃうような男性だったら悲しい。

石井 年配の方の場合「PMSなんか昔はなかった。そんなもの知るか！」と言う人もいます。つまり、女は男の理屈で生きるべきだと思ってしまっているんです。

池下 そういう人、日本人には多いでしょうね。私の友人の旦那さんはカナダ人なんですが、その旦那さんは、PMSのときの彼女が特に好きだと言っていました。友人は、PMSの時期になると、イライラがひどくなるので、「私、そろそろ危ないから」と旦那さんに宣言するそうです。すると旦那さんが、「外で人にあたらないで、家の中で解決しようね」と言って、100円ショップで大きなお皿をいっぱい買ってきて、ベランダにブルーシートを敷いて、そのお皿を毎日5枚ずつぐらい置いてくれるんだそうです。そして、友人は、そのお皿を割るんですよ。同僚の悪口を言ったり、気に入らない人の話をしたりして「このやろー」って英語で叫びながら。カナダ人の旦那さんは、そのときのクレイジーな彼女が大好きだって言っていました。「どうして？」と聞くと、「PMSの時期の彼女は、毎晩積極的になるんだよ。日本人の女性は普段はつつましくて、受身なのに、PMSのときだけは、ものすごく能動的にアグレッシブなセックスを挑んできてくれる。だから、彼女がお皿を割るとき僕はワクワクするんだ」って言うんです。

石井 そこまでになったらすごいですね。

池下 だから友人は、「私はラッキーよね。PMSになるとすごくイライラしちゃって駄目なんだけど、彼がそれを許して、すべて受け止めてくれるからとっても楽！」って言っていました。

★男性は女性の波に乗ろう

石井 日本人のカップルではそこまでになるのはなかなか難しいかもしれませんね。でも、僕はセミナーや著書で、男性のPMSとの向き合い方について、〝**男はサーファーになるべし**〟と教えています。押し寄せる波には、ひょいと乗るのです。すると、無事に岸までたどり着き、波は自然に引いていきます。波に正面から体当たりすると、波はさらに大きくなり、飲み込まれて危険です。だから彼女の感情の波が押し寄せてきたら、サーファーになってその波に乗るわけです。そしたら彼女の気持ちも自然とおさまっていくんです。**うまく収めるためには、理不尽なことを言われても抵抗しない。**

それから、男性も女性もPMSを理解していれば「PMSなんじゃないの?」と言うだけで、「そうよ! PMSなのよ。だから仕方ないじゃない」と、彼女が言い訳できる気持ちの余裕を与えてあげられます。彼女のイライラやケンカごしな態度にまともに反抗すると、PMSであることを否定していることになり、彼女を否定していることにもなってしまいます。**「PMSなんだから仕方ないや」と彼が分かってくれていると思えたら、彼女は安心することができるんです。**

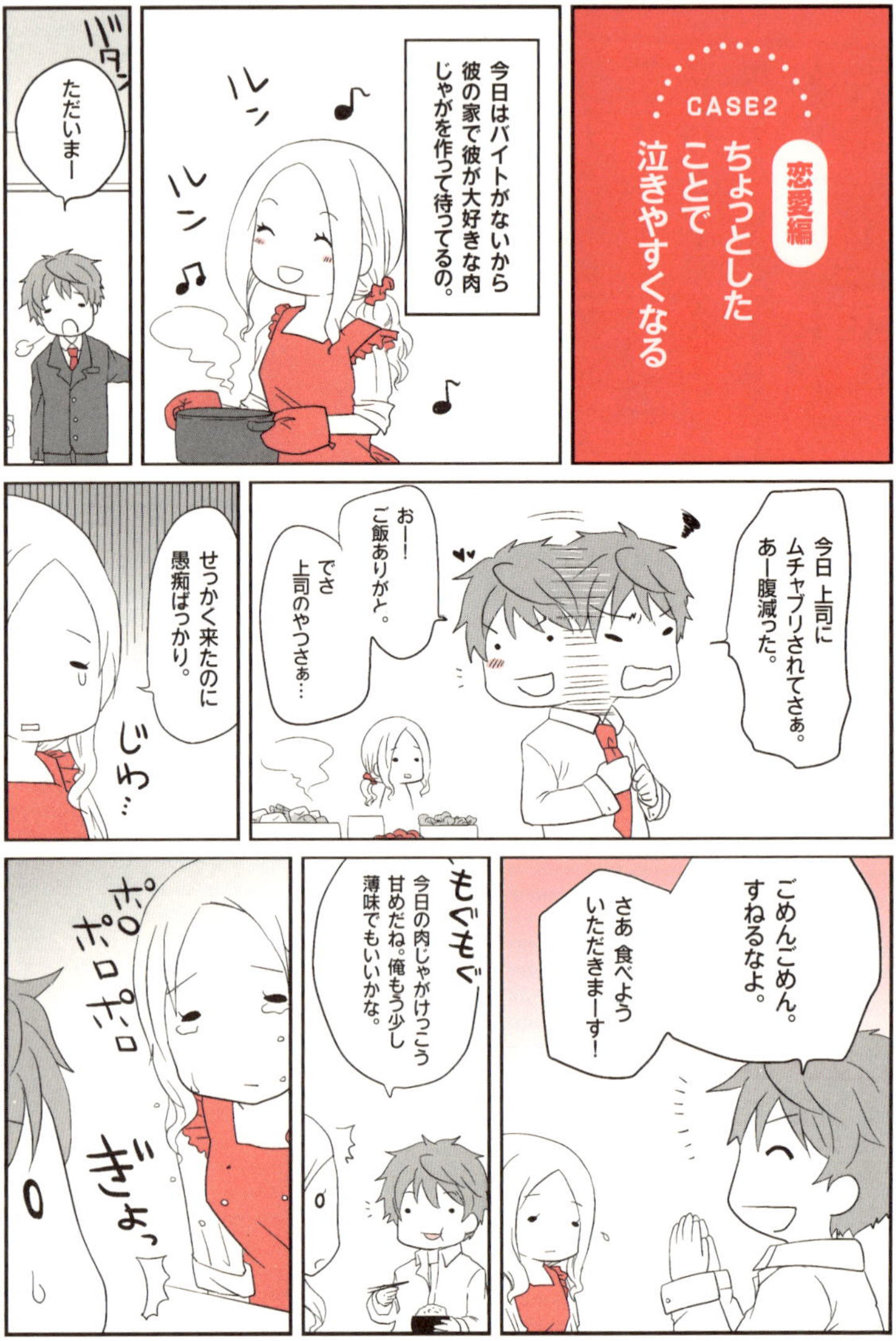
CASE2
恋愛編
ちょっとしたことで泣きやすくなる
ルン
ルン
今日はバイトがないから彼の家で彼が大好きな肉じゃがを作って待ってるの。
バタッ
ただいまー
今日 上司にムチャブリされてさぁ。あー腹減った。
おー! ご飯ありがと。でさ 上司のやつさぁ…
せっかく来たのに愚痴ばっかり。
じわ…
ごめんごめん。すねるなよ。
さぁ 食べよう いただきまーす!
もぐもぐ
今日の肉じゃがけっこう甘めだね。俺もう少し薄味でもいいかな。
ポロ
ポロポロ
ぎょっ

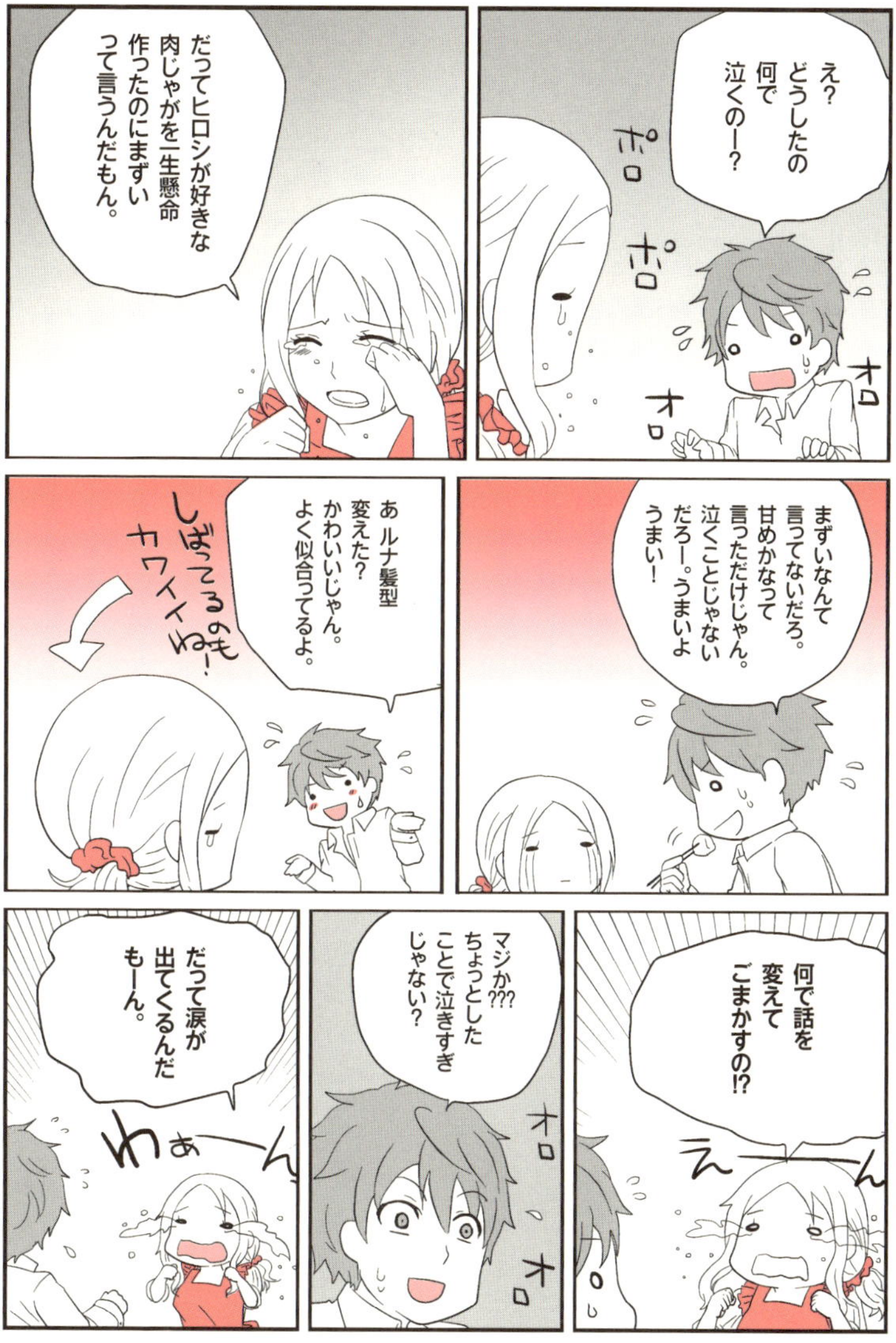
え？どうしたの何で泣くのー？
ポロ ポロ
オロ オロ
だってヒロシが好きな肉じゃがを一生懸命作ったのにまずいって言うんだもん。
まずいなんて言ってないだろ。甘めかなって言っただけじゃん。泣くことじゃないだろー。うまいよ うまい！
あルナ髪型変えた？かわいいじゃん。よく似合ってるよ。
しばってるのもカワイイね！
何で話を変えてごまかすの!?
えーーん
オロ
マジか???ちょっとしたことで泣きすぎじゃない？
オロ オロ
だって涙が出てくるんだもーん。
わぁーん

CASE2

恋愛編

ちょっとしたことで泣きやすくなる

★女性は泣きたい生き物

池下　**ＰＭＳの時期は、情緒不安定になり、メランコリックで、ちょっとしたことで無性に悲しくなって、涙が出やすくなる**ことがあります。

こんな風にＰＭＳで泣きやすい時期に、私のところへ相談に来る女性は、自分で話をしているうちに感極まったり、自分の言葉に酔いしれたりして泣きだします。「私ってなんてかわいそうなんだろう。私はなんてつらい状況なんだろう。先生、聞いてください！」という感じだから、黙って聞いているしかない状態です。彼女たちは、お化粧がとれるぐらいボロボロと涙を流し、ワーッと泣くことで気持ちがおさまるようで、すっきりして帰る様子を見ていると、**結局泣くのが一番の良薬**なんだなと思います。**女性は泣きたい生き物**なんです。

ある程度大人になった女性って、きっと甘え下手なんだと思うんですよね。特に、今の女の子たちは、甘えることは、依存につながるような不安を感じる傾向があるようです。甘えたいという本心はあるんだけど、甘え下手だから、甘えられない。だから泣くことで、彼氏や家族に、大丈夫だよって抱きしめてもらいたい。泣いている自分を受け止めて甘えさせてもらいたいんじゃないかなと思います。

石井 よく分かります。僕のところにカウンセリングに来る女性も必ず泣きます。座って「どうしましたか？」と聞いた途端に泣きだす人もいます。〝女性は泣きたい生き物〟なんだっていうのは名言ですね。

池下 話すことで10の悲しみが12、13ぐらいに感じられ、感情が溢れ出すんでしょう。でも、涙を流すことでだんだん悲しいという感情が薄れていくのではないかなという気がします。

子どもがころんだりして痛がっているときに「痛いの痛いの飛んでいけ」と言うおまじないと同じで、心が痛いと思ったときに声を上げてワーン、ワーンと泣く、そしてそれを**誰かに受け止めてもらうと痛みが飛んでいく**んだと思います。特に、**好きな人によしよしと慰めてもらえたら効果抜群**です。

★男性は涙が苦手？

池下 男性は女性の涙が苦手と聞きますが、それは本当でしょうか？

石井 そうですね。**男性は女性の涙を見ても、やさしくできない場合が多いんですね。**そのことで、かえって傷ついてしまう女性がいるのですが、男性は、涙を見るとどうしたらいいか分からなくてパニックになってしまうんですね。

僕は、セミナーや著書の中で、**男性は〝ウルトラマン思考〟**だと教えているのですが、それは、ウルトラマンは、正義の味方で、強い存在。そして、光の国に住んでいて、地球が危うくなったときにだけ登場し、問題を解決する。しかし、3分しかもたず、また光の国に帰ってしまう。これらの要素が、男性の思考と言動の特徴をよく現していると思うからです。

例えば、男性は自分の存在が正義の味方であると思い込んでいるし、そのような自己認識を持たないと生きていけません。自分は、相手を幸せにしているという自負があり、「あなたは素晴らしい男で、あなたのおかげで幸せです」と、相手から賞讃されることを必要としています。相手を幸せにしているという大前提があるから、相手が何も言わないと、たとえ不満があって言えないだけだったとしても、何も問題なくうまくいっているると勘違いしてしまうんです。

ところが、涙というのは、一見して相手が不幸であると分かるじゃないですか。だから涙を見ると、自分の存在価値がぐらついてしまいます。涙は、自分が相手を幸せにできていないというメッセージだととらえ、その現実に対面することそのものが、ほとんどの男の自意識にとって非常に苦痛です。正義の味方であるという自分の存在と、目の前の不幸な現状が矛盾するから、その状況にいたたまれない。いたたまれなくなると、逃げ出すしかなくなります

逃げ出す方法には2つあって、その場から去るか、持ち前の征服願望がむくっと出てきておさえこむかのどっちかです。逃げ出すというのは、例えば、貝のように無言になったり、部屋に閉じこもってしまったり、携帯やテレビや新聞を見始めたりすること。おさえこむというのは、「何で泣く必要があるんだ」と言ったり、「泣けばいいと思ってるのか」と怒って大声を出したりと、説教に入って相手を制圧しようとすること。挙句には、自分の正当性を自分で言うしかなくて、「俺が悪いというのか?」「俺はこんなに頑張っているのに、おまえは分かっていない」などと、自己弁護、自己保持に入ってしま

うわけなんですよ。

だから残念ながら男性は、女性が泣いたときに余計に冷たくなる傾向が強いです。これは、ウルトラマンが自分の想定外のものに直面してしまって、どうしていいか分からない状態なんです。泣いているときに、やさしくしてほしい人から冷たくされたら、女性はますますショックを受けて泣いてしまいますよね。悪循環になっているわけです。

マンガでルナちゃんが泣き出したときに、ヒロシくんが、話を変えたのは、この逃避ですし、「泣くことじゃないだろ」とか「泣きすぎじゃないか」と説教じみたことを言ったのも、なんとかおさえこもうとしている男性の典型的な言動なんですね。

池下　ルナちゃんの肉じゃがが甘かったのもＰＭＳのせいですよね。**ＰＭＳの時期は、味覚が変わる傾向があり、濃い味を好むようになる**ので、お料理をすると味付けが濃くなったり、甘すぎたりするようです。それで家族においしくないと言われて傷つくという話はよくあります。ルナちゃんは、傷ついて泣いているのに、さらに説教までされたらたまりませんね。

★言葉ではっきり伝えよう

池下 イライラとメランコリックになりやすい感情というのは、対極の感情ではあるのですが、同時に出てくることが多々あります。だから、このルナちゃんのようにかわいく泣くのならまだいいですが、イライラしたかと思うと、今度は急に泣いてしまう。泣いたかと思うと死にそうに落ち込んでしまうという風にころころ変わる女性もいるわけです。そうなると、男性は、ますますわけが分からなくなってパニックになるでしょうね。

石井 間違いなくパニックですね。ちなみに男性は、さっきから言っているように、**正義の味方でなければならないので、例え自分が悪かったとしても、自分からは謝ろうとしない**傾向があります。些細なケンカから彼女が泣きだしてしまうという場面は往々にしてありますが、そんなときも謝りません。ケース1の「些細なことで怒りっぽくなり、ケンカをふっかけてしまう」で池下先生のお話に出てきたカナダ人のように、欧米の人はハグする文化を持っているし、「honey♡」と言ったりします。けど、日本人は、「愛してるよ♡」となかなか言わないし、ハグもしない文化。だから、男性としてのウルトラマン気質だけでなく、日本人だからこそ、言えない、できないっていうのもあると思います。すごくやさしくなって、ごめんねと言う風にならない男性の方が多い。

僕も妻に謝るときに、「I'm sorry」のほうが言いやすいです。日本語で「ごめんね」ってなかなか言いにくい。そういう言語の差ってあるんです。ハグやhoneyやI love youが日常にないということも、女性の涙で日本人の男性がパニック状態に陥ってしまう原因かもしれません。

池下 確かにそれはある気がします。

石井 〝ウルトラマン思考〟の話の続きをさせてもらうと、さっき言った〝光の国に住んでいる〟というのは、**男性は、誰にも邪魔されず、戦う必要のない、本当の自分に戻れる場所が必要**だということです。だから、家ではスイッチがOFFになったように、無口になったり、何もしなくなったり、トイレの中で長々と時間を過ごしたり、ひとりでいる時間を作りたがったりするのです。

〝地球が危うくなったときにだけ登場する〟というのは、つまり、**助けが必要だとはっきり分かる段階にならないと登場しない**ということです。女性は、とかく男性に察して欲しいと思いがちですが、男性は、はっきりと言わないと分からないので、言葉や視覚で分かりやすいサインを送る必要があります。

また、〝正義の味方〟は、問題を解決することが使命のため、**女性がただ単に話を聞いてほしいだけのときも、すぐに問題の解決を提示したがる**傾向があるということです。

そして、ウルトラマンは、〝3分しかもたない〟ので、**女性の自由奔放に話が発展していく先が見えない会話についていくのが苦手**です。3分もすると、返事がそっけなくなったり、テレビをつけたり、雑誌を見たり、その場を離れたがったりしてしまいます。

夫がちっとも話を聞いてくれない！と訴える女性は多いですよね。男性とじっくり話がしたいときは、「ゆっくり聞いてほしい話があるんだけど」などと前もって伝えてください。

池下 なるほど。男性の言動の意味がすごくよく分かりました。では、女性は、泣いたとき、男性からのやさしい言葉はあまり期待しないほうがいいんですね。

石井 もちろん人によると思いますが、**どうしてほしいか言葉で伝えておく**のがいいでしょうね。「今、PMSで涙もろくなっているからやさしく受け止めてね」とか、「私が泣いたときは、抱きしめてね。頭をなでてね」とか。そうすると男性は、正義の味方だから「よーし。やってやろう」となるわけです。これもやはり、**PMSについて男性も女性も学んで共通認識を持っているということが大切**です。

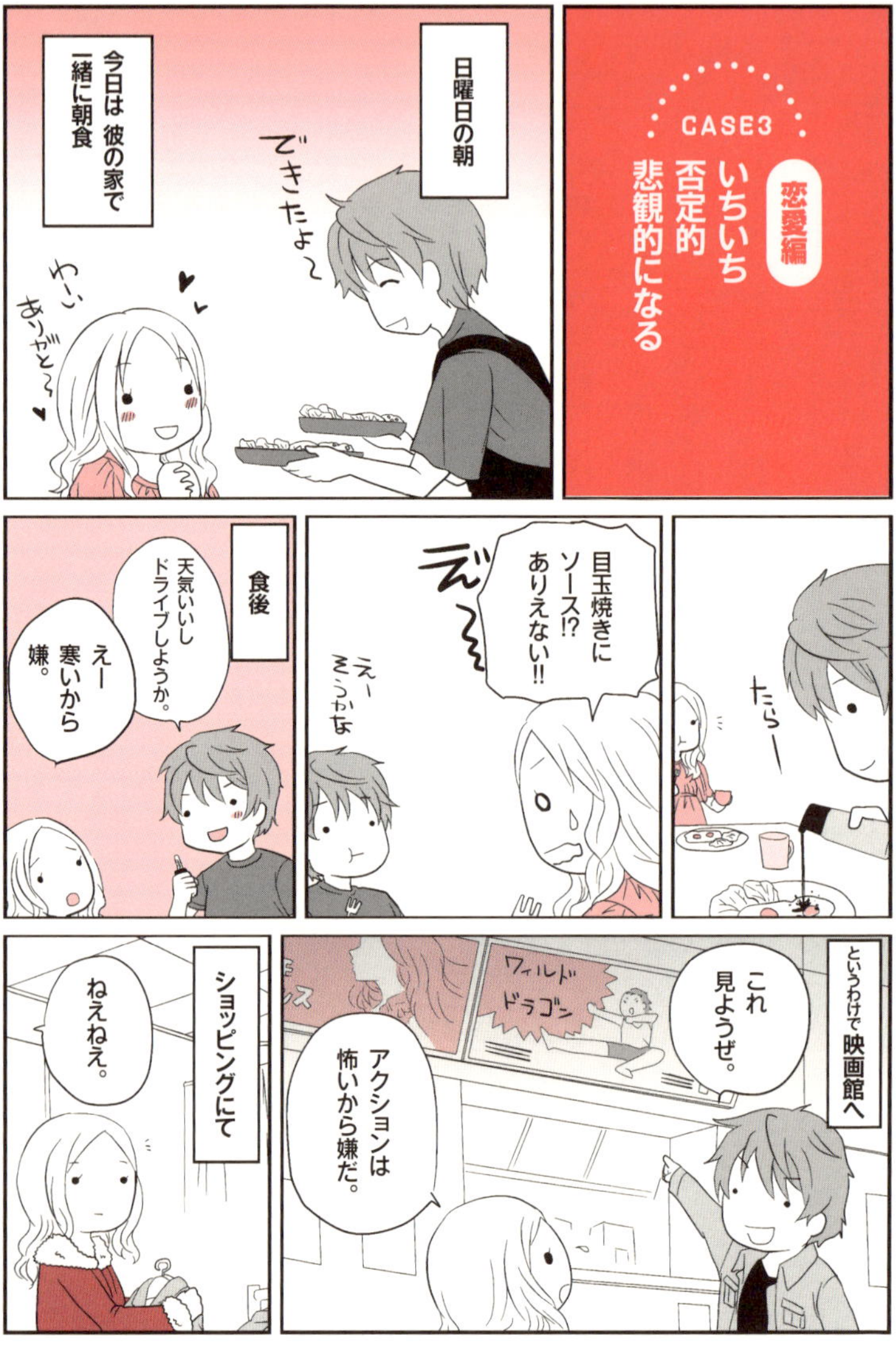
CASE3
恋愛編
いちいち否定的悲観的になる
日曜日の朝
できたよ～
今日は 彼の家で一緒に朝食
わーい ありがと～
たらー
目玉焼きにソース!? ありえない!!
ざ～
えー そうかな
食後
天気いいしドライブしようか。
えー 寒いから嫌。
というわけで 映画館へ
これ見ようぜ。
ワイルドドラゴン
アクションは怖いから嫌だ。
ショッピングにて
ねえねえ。

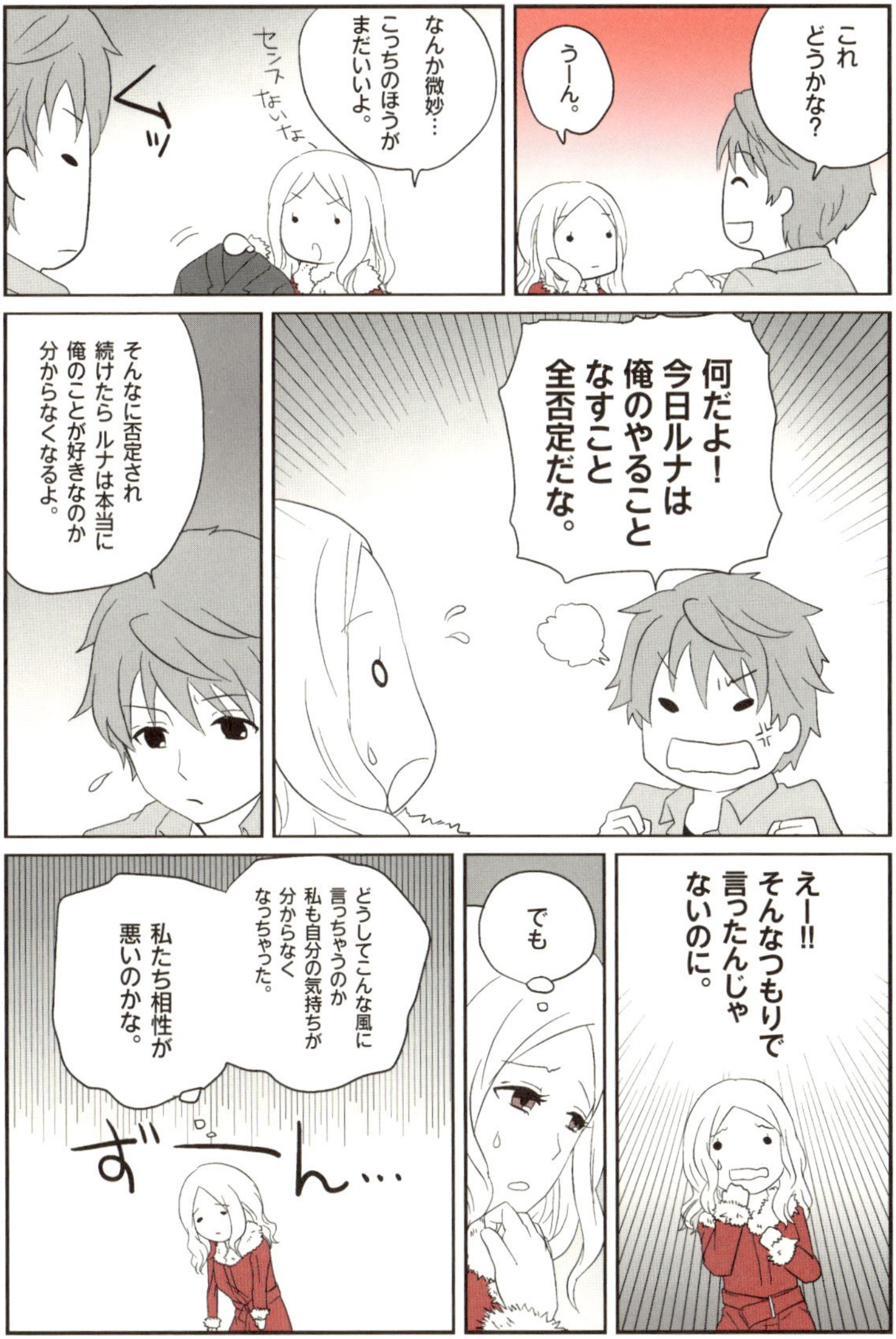
これ どうかな?

うーん。

なんか微妙… こっちのほうが まだいいよ。

センスないな…

何だよ! 今日ルナは 俺のやること なすこと 全否定だな。

そんなに否定され 続けたら ルナは本当に 俺のことが好きなのか 分からなくなるよ。

えー!! そんなつもりで 言ったんじゃ ないのに。

でも
どうしてこんな風に 言っちゃうのか 私も自分の気持ちが 分からなく なっちゃった。

私たち相性が 悪いのかな。

ずーん…

CASE3

恋愛編

いちいち否定的、悲観的になる

★男性を傷つけるNGワード

池下　PMSになると、周りの人に友好的でなくなり、悲観的になる傾向があります。

特に彼氏や家族には甘えが出るから、子どもっぽい言動をとったり、否定的、攻撃的にもなりやすくなるようです。

ここでは、ルナちゃんは、割とあっけらかんと言っていますが、私がお会いする女性は、「ちっ」とか「たくっ」とか、言葉遣いがすごく乱暴になっている方がたくさんいるように感じます。腹立たしい言葉を相手にズバッとぶつけてしまう。ある種の言葉の暴力です。その傾向が、男性よりも女性に多いような気がします。しかも、PMSのときは、理性が働きにくく、歯止めがきかなくなるのでますます簡単にきつい言葉を発しやすくなってしまいます。普段は普通のOLさんで、ちゃんと敬語を使えるような女性たちも、怒りをぶつけたり相手を批判したりするときに、ものすごく攻撃的で、乱暴な言葉遣いをするんです。「きもーい」とか、「おまえ、おかしいんじゃねえの」とか言っちゃうんですよね。

石井　マンガのヒロシくんのように、男性は、そういう女性の言葉に傷ついているんですよね。自分は正義の味方だと思っている**男性は、女性が何気なく言った言葉が、自分を責めている、否定している発言だととらえてしまうことがあります。**そうなると、「俺は普段はセンスがいいと言われる」とか、「俺にはこんなに実績がある」とか説明し始めて、自分がどれだけ素晴らしい人間かということを誇示したり。

男性に対する殺し文句のひとつは「うざい」です。「うざい」って言われて立ち直れないほど傷つく男性も多いです。でも、彼が彼女の言葉に傷ついているということに気づいていない女性は多い。男が傷つくの？とびっくりしている人もいるんです。男性は、頭ごなしに否定してはいけません。褒めて育てるのが得策です。

けど、池下先生がおっしゃるように、きつい言葉を発する女性って今けっこういるんですよね。破壊願望があるというか、否定的なことを見つけて非難するのがうまいんですよね。男性の場合は、嫌だと思うと相手をシャットアウトしてしまうんですけど、女性の場合は、相手をすごくうちのめすぐらいの言葉を言っちゃう。これは、ＰＭＳうんぬんというよりも社会的な風潮として出てきているんでしょうね。そして、それがＰＭＳの時期に過剰になるんじゃないでしょうか。

池下　そう思いますね。女性が「今私ＰＭＳだから」と男性に伝えておけば、男性を傷つけることはある程度防げるものでしょうか？

石井　男性がＰＭＳというものを知っていることで、10のフルボリュームで反応しないで、6ぐらいにして聞こうという心構えはできるかもしれないですけど、**言っていいことと悪いことはやっぱりありますよね。**

僕のところにカウンセリングに来る女性は「彼が自分の元から去ってしまったのですが、なんとかよりを戻せないでしょうか」と相談に来る方が多いんですけど、その別れの原因を追求してみると、だいたいＰＭＳのときに女性が殺し文句を言ってしまってるんです。かなり破壊的な殺し文句を。

例えば一番多いのは、同棲している彼とケンカしたときに髪をふりみだして叫んで言う「出て行って！」です。男性は事実思考だから女性の発言をそのまま理解してしまって、出て行けと言われたから出て行ったわけですよ。**女性は、その言葉を言っても本当に出て行って欲しいと思っているわけではなくて、むしろ、ごめんよと言って抱きしめ**

てほしかったりするわけなんだけれど、そういう風には男性には通じないんです。日ごろ、そのような言葉をなるべく言わないように頑張っている女性でもPMSの時期には歯止めがきかなくなって言っちゃうんですよね。

歯止めがきかなくなると、もっと危険な場合は、爪でひっかいちゃったりする人もいます。最近の女性はみんなネイルを綺麗にしているじゃないですか。爪がかなり危険な凶器になるんです。気づいたら、彼の顔から血が出ていたとか。過剰になると包丁が出ちゃったりとか。こういう**破壊的な現象というのは、PMSの時期に起こりやすい**です。爪や包丁は特殊ですが、女性は言ってはいけない言葉は絶対言わないように、気をつけて欲しいですね。絶対言っちゃいけない言葉ってあるんですよ。何を言っちゃいけないかというのは、彼に聞いておいたほうがいいと思います。

池下 でも「出て行って」というのは、言っちゃいけない言葉ではないですよね。

石井 そうですね。「出て行って」の場合は、言葉プラスそのときの彼女の形相と雰囲気も加味されています。出て行った男性に聞くと、「あのときの彼女の顔は悪魔のようで忘れられない。彼女があんな形相になるなんて知ったら、もう戻れない」って言っていました。

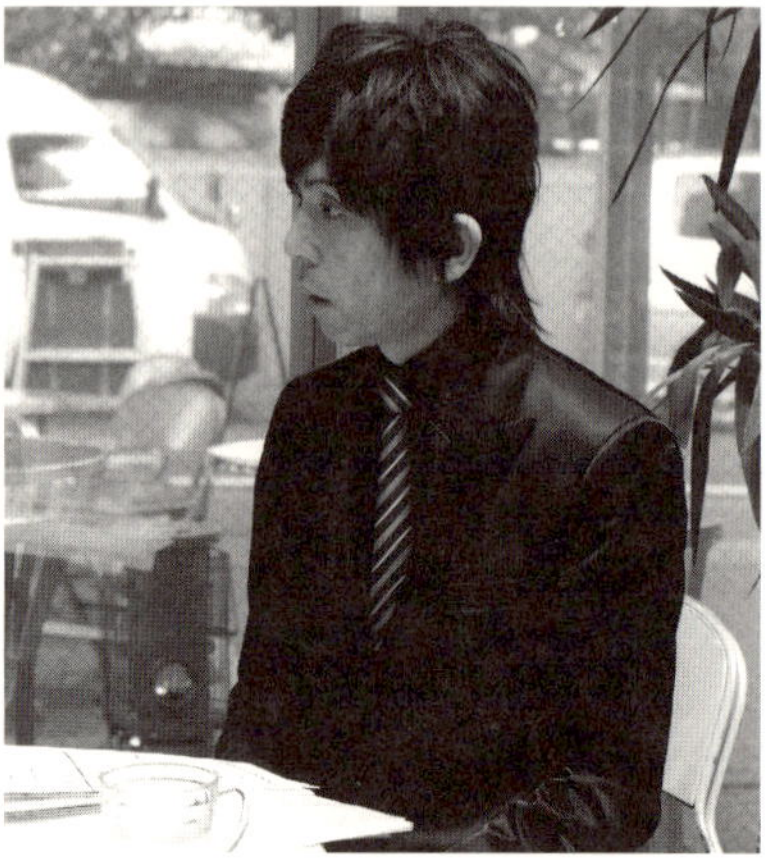

ケース1の「些細なことで怒りっぽくなり、ケンカをふっかけてしまう」でもお話しましたが、僕は、セミナーなどで男性に〝女性は月に1回魔物に変わる〟と教えています。〝我が家のお化け屋敷現象〟とオーバーなことを言って、男性に印象づけてね。PMSの症状が強いときって、実際お化粧ののりが悪かったり、くまができていたりしますよね。ある女性雑誌では、PMSの時期をブス期と言っているらしいですけど、自分でもかわいくないと思える時期なんですよ。その顔ですごい形相をして「出て行って！」とか言われたら怖いんでしょうね。物を投げる女性も多いですしね。その全部の雰囲気で致命的になる場合があるんです。

池下　**女性はしっかり自分のサイクルを知っておいて、言ってはいけない言葉はあらかじめ彼に聞いておいたり、過激な言葉を言いそうになったら、深呼吸して言わないように気をつけることが大切**なんですね。

★ひとりで過ごす時間も大切

池下 今は、顔を合わせてコミュニケーションをとるよりもメールとかネットとか、文字でコミュニケーションをとることが多いから、言ってはいけない言葉とか、相手を傷つける言葉というのが分からないのかもしれませんね。

石井 そうなんですよね。全くそう思います。

池下 見ているのは、ドラマとかマンガ。ドラマの世界では、過激な言葉が出てもやり直せてるから、現実の世界でも何を言っても大丈夫だと思ってしまうんでしょうね。

そして、文字みたいに消去できるし、再生できると思っている。だから顔を合わせたコミュニケーションの場でも過激な言葉を言ってしまうのかもしれません。

石井 それはありますよね。けど、もう生まれな

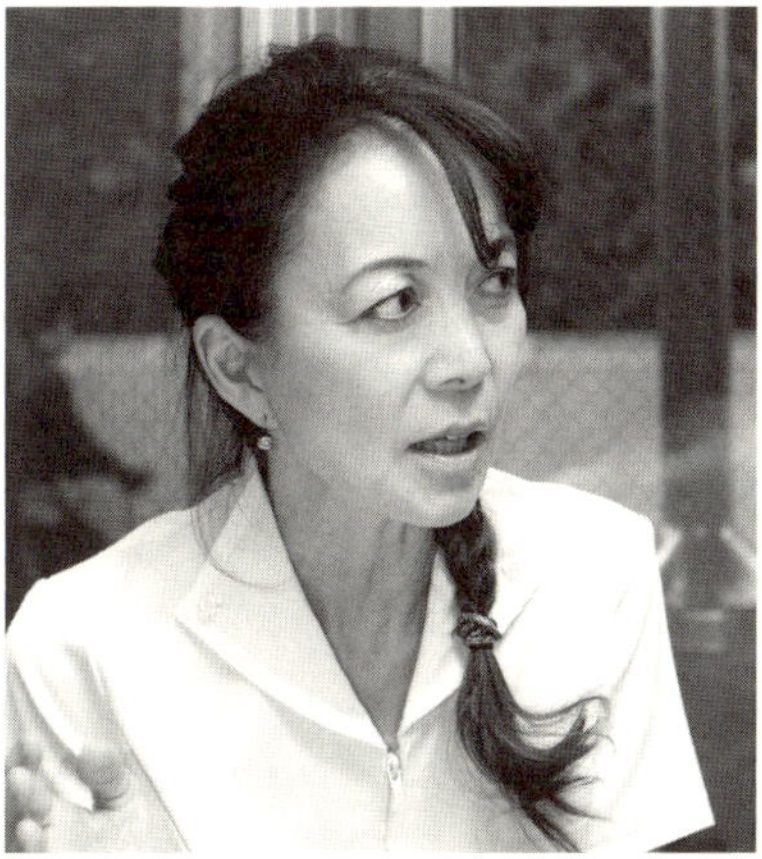

がらにインターネットがある世代だから、仕方ないですね。

池下　私のところに来る患者さんには、生理が近くて、**PMSだと自分で分かるようだったら、そのときは一番大切な人には会わないようにしなさいと話しています。そういうときは、ひとりで自分の時間を楽しんでいたほうがいい。**会えばケンカするかもしれないし、ありえないことを言ってしまうかもしれない。

ＰＭＳの期間は3日間ぐらいだけなんだから、ひとりでゆっくりお風呂に入ってリラックスしていればいい。ひとりでゆっくり本を読んでいればいい。わざわざそういうときに彼に会ってご飯を作ってあげたりしないほうがいいよという話をよくします。

石井　そうですよね。ご飯とか作るとまたＰＭＳのときって過剰に見返りを期待しちゃいますしね。

池下　後でごめんなさいって言ってすめばいいけど、言葉の暴力ってごめんなさいって言っても相手の心に傷として残ってしまうわけですよね。だったら会わないほうがいい。エステに行ってなさい、映画を見てきなさい、人に会わないようにしなさい、夫婦であっても別々の時間を過ごしなさいって勧めます。

石井　僕もカウンセリングでは、先生と同じようなことを助言しています。ＰＭＳにかこつけて、自分が日ごろからやりたいと思っていたこと、**自分が一番好きなことを楽しむ時間にあてましょう**ねと。

池下 そうですね。お子さんがいる人はお子さんと接点を持たないということは難しいですけど、自分の好きなことを1、2時間やるだけでも違いますよね。身体を動かしてめいっぱい汗をかくとか、美容院に行って綺麗にしてもらうとかすれば、PMSトラブルを回避できて、リフレッシュできて、自分磨きにもなってとてもいいことだと思います。

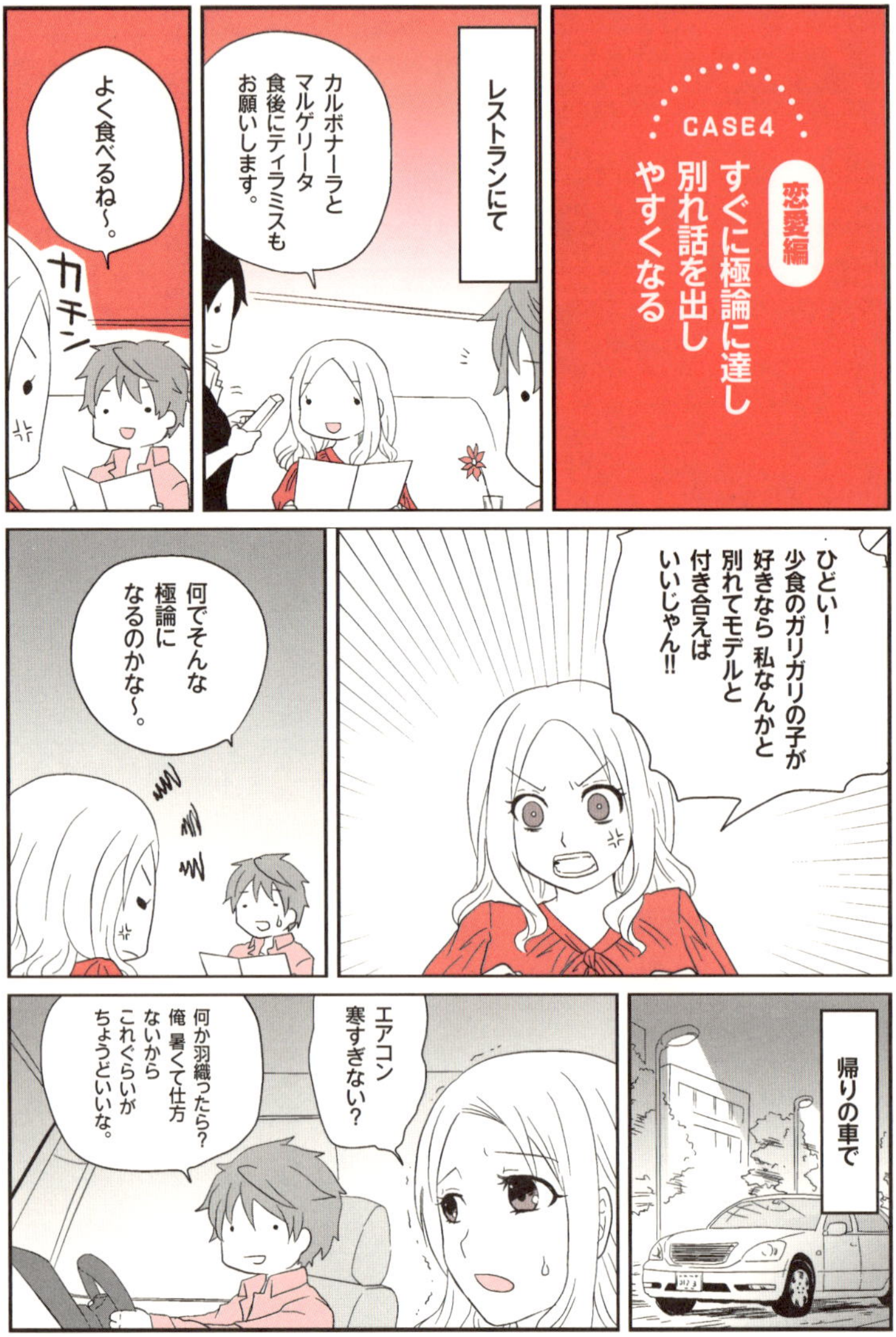
CASE4
恋愛編
すぐに極論に達し別れ話を出しやすくなる
レストランにて
カルボナーラとマルゲリータ食後にティラミスもお願いします。
よく食べるね〜。
カチン
ひどい！少食のガリガリの子が好きなら 私なんかと別れてモデルと付き合えばいいじゃん!!
何でそんな極論になるのかな〜。
帰りの車で
エアコン寒すぎない？
何か羽織ったら？俺 暑くて仕方ないからこれぐらいがちょうどいいな。

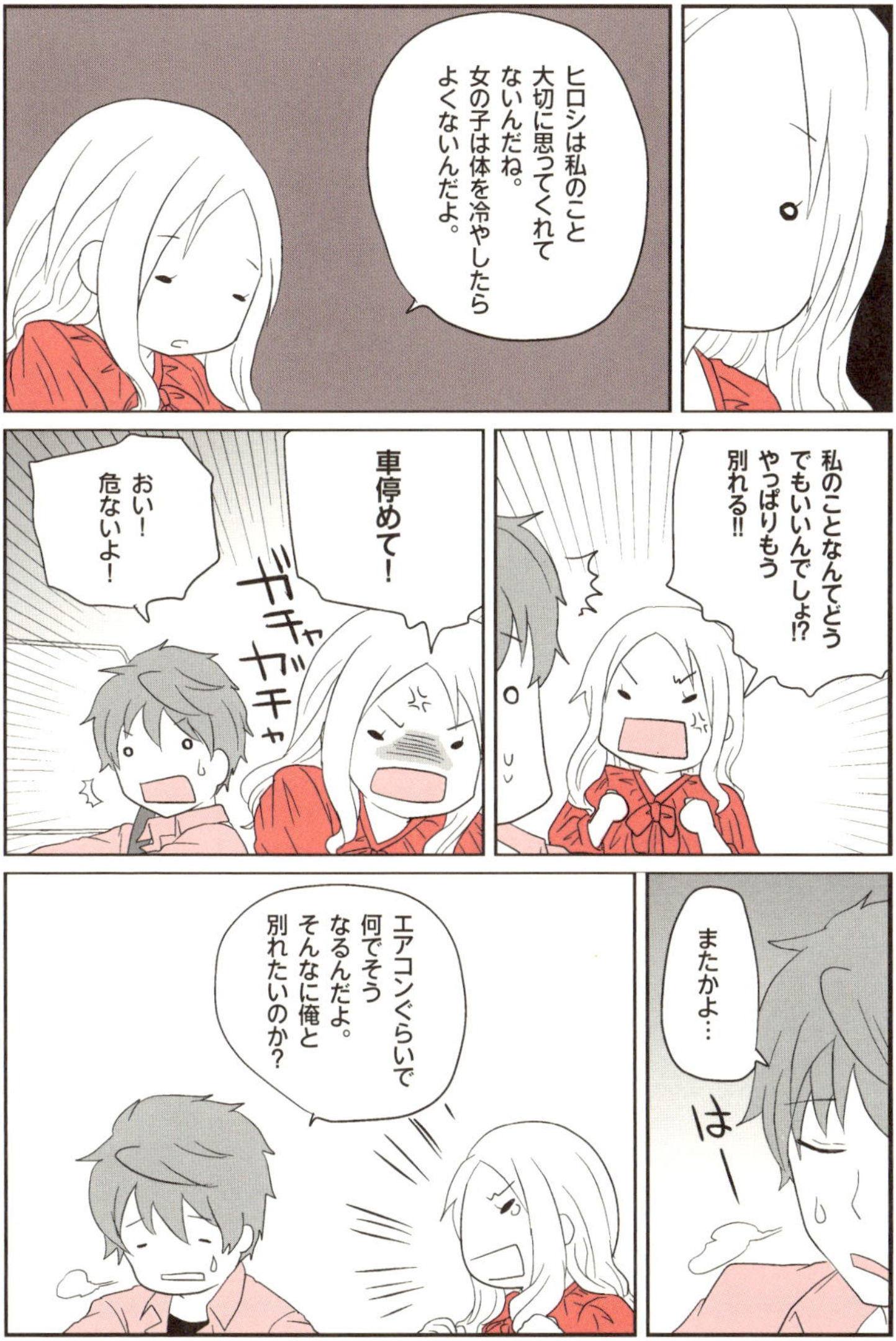
ヒロシは私のこと大切に思ってくれてないんだね。女の子は体を冷やしたらよくないんだよ。

私のことなんてどうでもいいんでしょ!? やっぱりもう別れる!!

車停めて!

ガチャガチャ
おい! 危ないよ!

またかよ…

はー
エアコンぐらいで何でそうなるんだよ。そんなに俺と別れたいのか?

CASE4

恋愛編

すぐに極論に達し、別れ話を出しやすくなる

★言い出しちゃったら止まらない？

池下　**女性はもともと断定的な言葉を口にしやすい**んですよね。「絶対大丈夫」とか「絶対ありえない」とか。そう言うことによって、自分自身を肯定して自分のスタンスを確保しておきたいという欲求があるんじゃないかなと思います。その**断定的な言葉が、PMSの時期になるとさらに強くなる**。それで、極論になったり、ちょっとしたことで、別れるとか言い出したりするんだと思います。

石井　極論をパッと口にするのは、**女性がそのとき何をどう感じたかという気持ちそのものを重要視する性質**が関係しているかもしれません。僕は、女性の気持ちを重要視する傾向を〝体温計〟と呼んでいるんです。女性は、自分がどう感じたかを計る体温計なんですね。

特にPMSのときはその感度が増していて、しかも排他的になるので、誰が何と言お

うと自分が温かいと感じたものは温かいし、冷たいと感じたことは冷たいと言う。感じたままを言っているだけなんです。でも、ケース3の「いちいち否定的、悲観的になる」でお話ししたように、男性は事実思考なので、ルナちゃんのように「もう別れる！」なんて言われると、その言葉をそのまま真に受けて、取り返しのつかないことになりかねません。僕のところにカウンセリングに来る人を見ていても、別れ話が出るのは大抵PMSのときです。

そして、破壊的で取り返しのつかない言葉は、だいたい女の人が切り出しています。激しいケンカをしたときに、男性の10人中9人は、「きっかけを作ったのはおまえだ。おまえが始めたんだ」と言います。どういうことかと言うと、例えば、夫婦やカップルでカウンセリングに来る場合、僕は男性に、彼女がPMSのときは、やさしく「その話は今はやめよう。PMSで君は感情的になっているし、自分も正しく満足のいく答えが出せるか分からないから、君が落ち着いてから話そうね。込み入った話はカウンセリングのときに話せばいいよ」と言って、その場を回避しましょうとアドバイスをしています。すると男性は、その通りに実行できる人が多いです。ところが、**女性は、言い出しちゃったら止まらない**。男性が「今、ちょっと答えられないし、タイミングが悪いから他のときにしよう。今はやめようね」とやさしく言っても、ＰＭＳだと特に止められなくなる傾向が強くなります。やめようと言っても話し続けるので、初めは冷静に話していた彼も、だんだん激高してきて、結局キレてしまうんです。結果的に彼も失言、殺し文句を言ってしまう。すると感度の高いＰＭＳの彼女は、またそれに10倍ぐらいで反応してしまって、爆発するんです。

私は、こういうＰＭＳの女性に、言葉は悪いのですが**「それは自爆テロだよ」**と言っています。「私の言うことを聞かなかったら爆発するわよ」と言っているようなものなんだよと。自分が自爆テロを起こしていることに気がついて、爆発しないようにしっかり自分を制するようにしてくださいと話します。自爆テロというインパクトのある表現で、絵をビジュアル化しておけば、女性も「あ、やばいやばい。私、今、爆弾を巻きつけているかも」と自制できるじゃないですか。

池下　**爆発しても男性が女性を受け止めてコントロールしてくれれば大丈夫**なのではないでしょうか。でも「おまえＰＭＳだからなー」などとちゃかして言われると彼女はまたカチンときて、ストレスに感じてしまうので、言い方には気をつけてほしいですよね。男性が、心の中で「あ、ＰＭＳが始まったな」と受け流してくれるのが一番かもしれません。

女性はPMSである自分自身にストレスを感じ、爆発した後に、申し訳ないと思っているものです。だから、どうやって伝えたら、相手にうまく伝わるんだろうと悩んでいる人も多いと思うんですよね。ルナちゃんが、レストランで食欲旺盛だったのもPMSのせいであって、けっしてルナちゃんのせいじゃないんです。**PMSのときの女性は、異常なほど食欲が出る傾向があります。**

石井 先生がおっしゃるように、男性が全てを受け止めることができれば、完全にOKです。だって、女性は、どんなにひどいことを言って爆発していても、抱きしめて、共感して、やさしい言葉をかけられれば、ころっと何ごともなくおさまっちゃうんですよね。そして、「幸せ♪」ということになっちゃうんですよね。

でも現実には、男性は、その落差についていけないんです。そういうものなんだと思えればいいんだけど、やっぱりそこまで思えないかな。**男はプライドがあるから、激しい言葉に傷ついてしまう。**

池下 それを男性に全面的に求めるのは酷ですよね。

★別れ話はPMSの後で

池下　別れ話が出て、**自爆テロを起こしてしまったら、一度距離を置くのも手かもしれません。**そして、生理が終わった頃にまた会う。離れてみて、「あ、生理が始まった、私自爆テロだったんだ。ごめんね」と女性が素直に言えたらいいですね。ケンカしたときは、本気だったとしても、PMSが原因だった場合、別れた後に冷静になるとやっぱり後悔するわけじゃないですか。別れるべきではなかったと思ったら、また一緒になればいい。ただ、それを繰り返していると、本当に別れるときが来たときに分からなくなってしまうかもしれませんけどね。そして、男性がそれを許してくれて、よりを戻したいと思ってくれればの話ですが。

石井　夫婦の場合、特に子どもがいたら簡単に離婚はできないですよね。でも、今先生がおっしゃったみたいに、物理的に離れることは、得策だと思います。夫は、激しく怒鳴ってしまうぐらいだったら、その場を離れて、家を出たほうがいい。

　僕のカウンセリングでは、女性に、**ケンカ中に夫が口論を避けて家を出たとしたら、それは、関係を壊したくないと思っているがために、防衛のために、物理的に避難して**

いるだけなんですよ、だから、前向きに理解してくださいね、と話します。彼女にもそういう認識を持ってもらうことは大切です。家を出て行ってしまったことで、なんて冷たい人なんだ、逃げるなんて卑怯だ、こんな人と結婚して失敗したなどと思って、絶望感を味わってしまわないように。

でも、やはり男女で得意不得意というのはあります。男性は僕の助言通りにこれ以上一緒にいると言い過ぎちゃうから、外に出よう、とちゃんと実行に移せます。そして空気を吸って、散歩をして、お茶をしているうちに、気持ちがおさまります。でも女性は、なかなか自分のコントロールができない。男性が、せっかく気持ちを切り替えて家にもどっても、女性が絶対にやっちゃいけないことをしてしまうんです。鍵を閉めて鎖をするんです。帰ってきた彼が入れないようにしてしまってるんです。これで、せっかく落ち着いて帰ってきた彼もまたキレてしまいます。

PMSのときの女性はコントロールを失う傾向が強いので、コントロールする努力を女性にしてもらうしかないですね。PMSだからといって、言ってはいけないこと、やってはいけないことってあるから。なるべくコントロールすることを努力してもらわないと、男性がどんなに一生懸命取り組んでもうまくいきません。

池下　今の話を聞いて、自分がしたことを思い出しました。昔、結婚していた頃、夫とケンカをして、夫が「もう駄目だ！」と言って家を出て行ったことがあったんです。出て行っても帰ってくるだろうと思っていたから、鍵は閉めなかったんだけど、こっちは言いたいことがいっぱいあるのに、夫が捨て台詞を吐いて出て行ったのが気に入らなくてしょうがなかった。話し合いたいのに話し合えないことで消化不良を起こしてふつふつとしていました。そこへ帰ってきた夫が、すぐに寝てしまったんです。私は、寝た夫をたたき起こしてケンカのやり直しです。「何でこんな大事な話をしているときに、あなたはそんなのんきに寝ていられるの！」とやってしまったことがあります。ぶりかえしですね。

石井　たくさんの女性が同じことをやっていますよ。**女性って、共有願望と安全思考を持つ生き物なんです。**それなのに、出て行かれちゃうと、共有できないじゃないですか。置き去りにされたという絶望感にもかられてしまう。自分の存在が軽く見られていると思ってしまい、安全が守られていないという不安を感じてしまいます。そして、**女性はひとたび不安を感知するとなんとかしてその不安を早急に解消しようと努める傾向があります。すぐに解決しないと、不安のアラームがどんどん大きな音で鳴り続けてしまい**

ますからね。

池下 そうなんですね。でも、こういうときは、すぐに決着を付けないほうがいいんですよね。自分の経験上でもそう思います。だとしたら、やっぱり一度物理的に離れたら、時間を置かないと駄目ですね。24時間、48時間、72時間たって、そこで生理が始まったりすれば、気持ちはけっこう静まっていると思う。時間がたてば解決する場合もあるんですね。

石井 そういうことですね。それから、男性は、女性に疑われたり、強硬な態度に出られても、冷静になって彼女に安心感を与えてあげなければいけません。さっきも言ったように抱きしめるなどのノンセクシュアルなスキンシップや、愛している、ありがとうという言葉を伝えることで、彼女の爆発は自然におさまっていくものです。

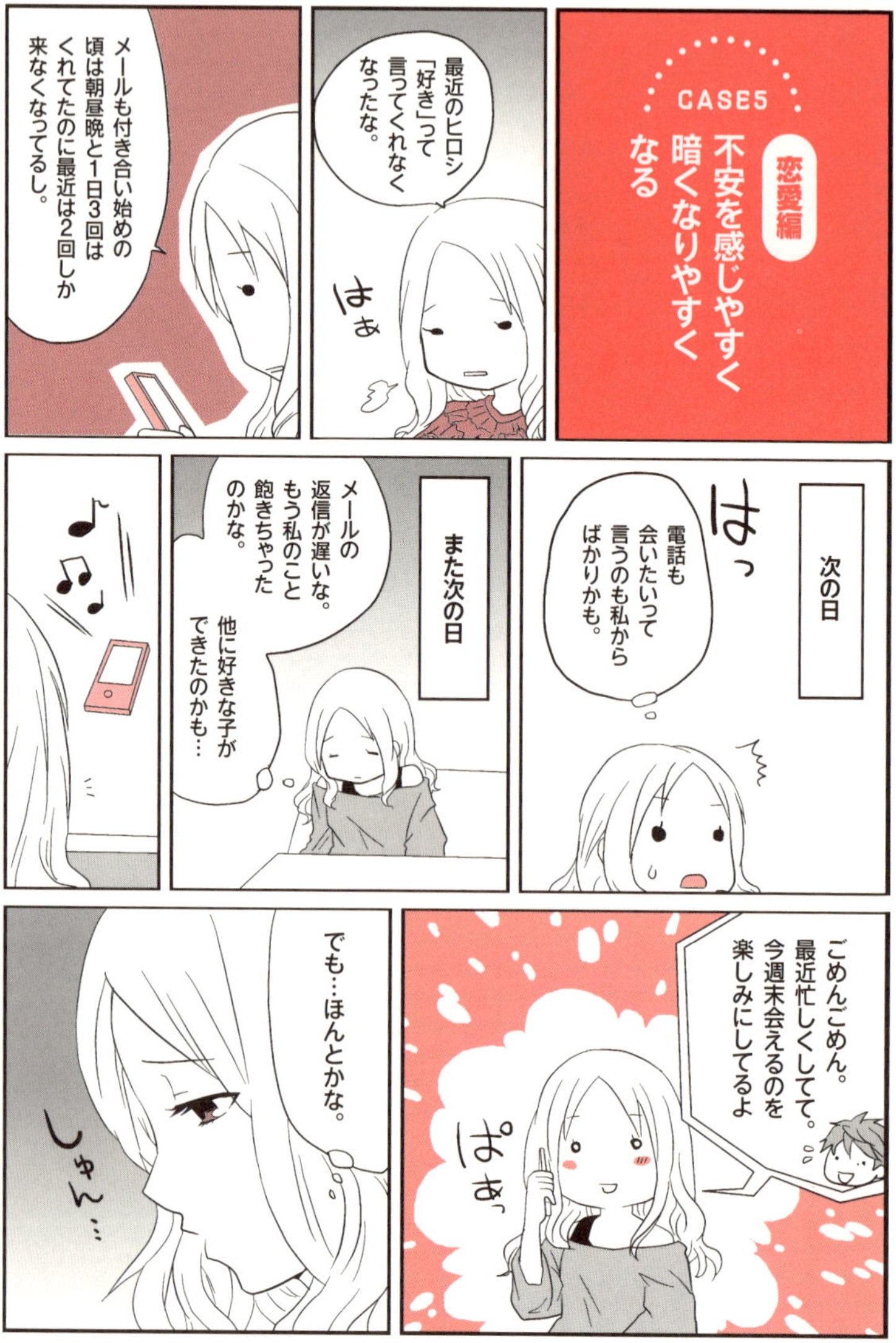
CASE5
恋愛編
不安を感じやすく暗くなりやすくなる
最近のヒロシ「好き」って言ってくれなくなったな。
はぁ
メールも付き合い始めの頃は朝昼晩と1日3回はくれてたのに最近は2回しか来なくなってるし。
次の日
はっ
電話も会いたいって言うのも私からばかりかも。
また次の日
メールの返信が遅いな。もう私のこと飽きちゃったのかな。
他に好きな子ができたのかも…
ごめんごめん。最近忙しくしてて。今週末会えるのを楽しみにしてるよ
ぱあっ
でも…ほんとかな。
しゅん…

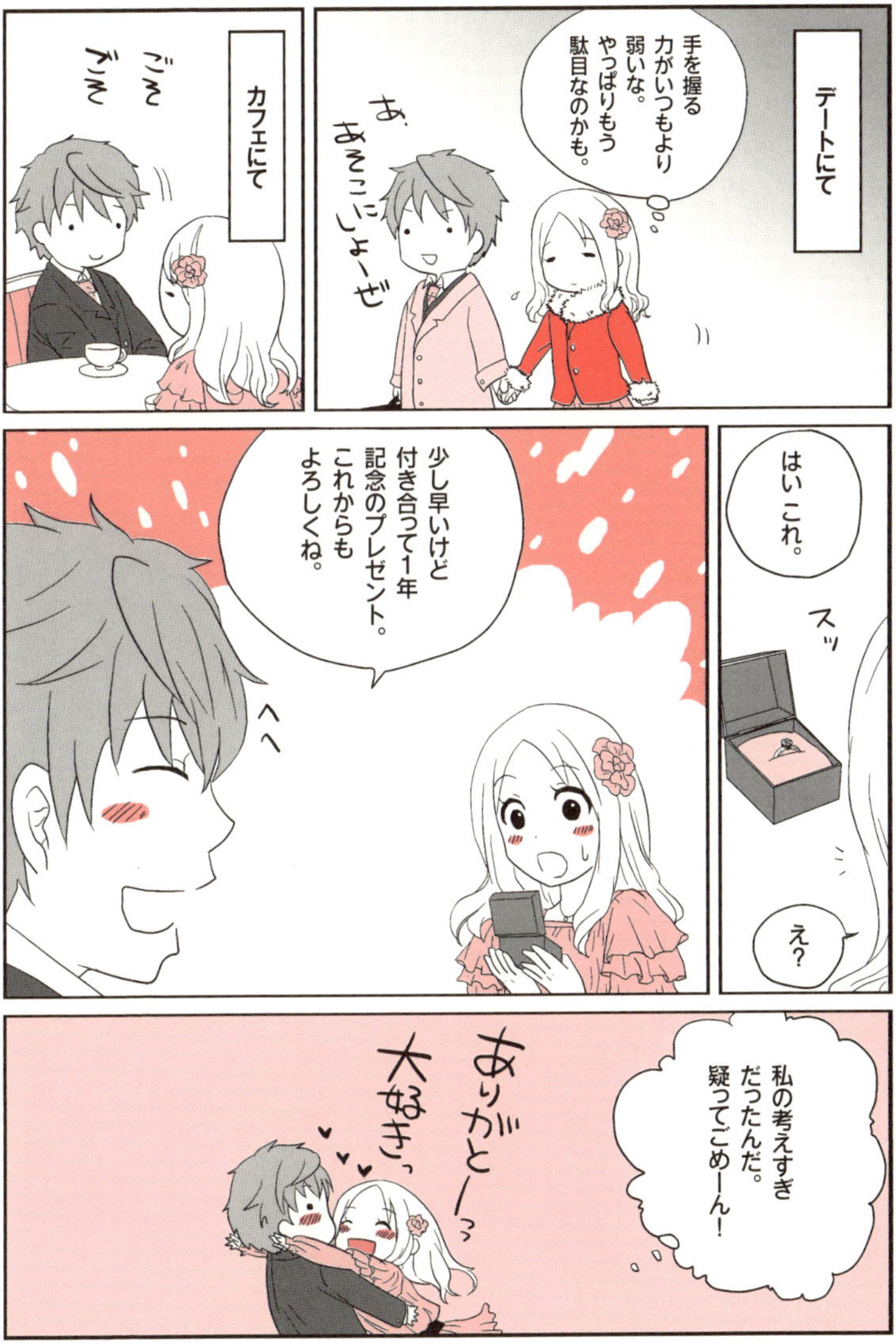
デートにて
手を握る力がいつもより弱いな。やっぱりもう駄目なのかも。
あ、あそこにいよーぜ
カフェにて
ごそごそ
はい これ。
スッ
え？
少し早いけど付き合って1年記念のプレゼント。これからもよろしくね。
へへ
私の考えすぎだったんだ。疑ってごめーん！
ありがとーっ
大好きっ

CASE5

恋愛編

不安を感じやすく、暗くなりやすくなる

★女性には共有している実感が必要

池下　ＰＭＳのときは、**自分に自信が持てなくなり、自分の存在価値を誰かに認めてもらいたいと思う気持ちが強くなる傾向があります。**特に彼氏や夫に自分の気持ちを聞いてもらいたい、自分が今どこで何をして、どんな状態でいるのかを認識していてほしい、共有していてほしいという気持ちがあって、それが少しでも満たされないと不安が強くなるんですね。

石井　普段からこういう傾向がある人もいますけど、ＰＭＳのときになるとそれが増すと思います。池下先生がおっしゃったように自分の存在価値を見出せなくなるというのが、決定打なんでしょうね。**女性は、自己卑下する傾向がもともと強いんです**よ。世界的に男女を比較しても女性のほうが自己卑下の傾向が強いと言われています。

例えば、女性は男性が浮気すると、「私が悪かったんだ」と思うことが多いそうです。

私が夫の要求に答えてあげられなかったのがいけないのかしらと考える傾向がある。そうして自虐的に自分をおとしめてしまう傾向がとっても強いんですね。それはまさに、先生がおっしゃった自分の存在価値に不安を抱きやすいということですね。私っていったい何なんだろう、どんな存在価値があるんだろうと思ってしまいやすく、それがPMSのときにピークになるんです。存在が危ういから何についても不安に思うというのは当然の結果なのでしょう。

それから、女性は、**共有願望が強く、パートナーと人生、感情、生活を共有しているという実感を常に必要としています。**一緒にいること、その日の出来事や感情を共有することで幸せを感じるのです。だから、そうでないと、ひとりぼっちのような、大切にされていないような不安に襲われてしまうんですね。

池下 男性は、気持ちが冷めていなくても、関係性が安定してくると、マメに連絡しなくなったりする傾向があるんですか？

石井 付き合うまで、または結婚するまでが一番マメにやる時期です。**男性は、目標達成思考を持ち、ハンター**だからです。彼女を自分のものにするという目標を達成するために、頻繁に連絡し、いつも楽しくふるまい、プレゼントをしたり、いろんなところに連れて行ったりして、彼女を笑顔にしようと努めます。そして、自分の魅力をあらゆる角度からアピールします。でも彼女が自分のものになって、関係が安定してくると、その目標が達成されたことになるので、行動パターンが変化するのです。

もうひとつのキーワードは**〝征服願望〟**。相手が自分のものになり、平穏な日々が続く、すなわち、征服してしまうと、努力をやめます。付き合っていたときにはしてくれていたことを、結婚した途端にしなくなるというのは、よく聞く話ですよね。それは、もう自分のものになったから征服願望が満たされてしまってるんです。

でも、**けっして気持ちが冷めたというわけではありません。単に目標が変わっただけなのです。**それは、結婚するため、家庭を守るために仕事に打ち込むことかもしれませんし、よりよき彼氏、夫になれるようにスキルアップすることかもしれません。男性は事実思考なので、彼女に会うこと、結婚している場合は家に帰ることそのものが愛情表している事実だと考えています。それだけで充分な証なんです。これが、「釣った魚にえさをやらない」と言われてしまう所以《ゆえん》です。そしてそれは、万国共通で男性に見受けられる傾向なんです。

男性に以前のような努力を続けてもらうためには、女性は、してほしいことをはっき

りと主張することです。多くの男性が、言われないと女性がどうしてほしいと思っているか気がつかないんですよ。目標を達成し、行動パターンが変化している男性は、言わないと、今までしていたことをどんどんしなくなっていく傾向になるわけです。

池下　それは、本当に万国共通なんですか？　日本人だけじゃないんですね。それは驚きです。

石井　そうなんです。僕が、欧米やイスラムの国の方々と交流する中で見聞きしてきたところでは全く一緒ですよ。

池下　でも言葉で愛しているよとか、綺麗だねとか毎日奥さんに何かしらリップサービスをする国もあるじゃないですか。

石井　リップサービスをする国の男性の場合は、征服願望が満たされると、愛してるよと言う回数が減るんです。だから、女性は、愛してるよと言われる数が減ったとか、言い方が冷たくなったとか、ハグに力がこもっていないとか、そういうことで不安になるんです。だから、やっぱり万国共通なんです。全ての国を確かめたわけではないですけど、イスラムの一夫多妻制で生きている人たちでさえ同じことを言っていました。

★デジタルで愛を許らない

池下　男性は、征服願望が満たされると愛情表現が減っていくというお話は、ちょっとせつないですね。年をとっても、おじいちゃんおばあちゃんになっても手をつないで「愛してるよ」と言い合っているような姿をＣＭなんかで見たり、東日本大震災で離れ離れになって、亡くなってしまったんじゃないかと思っていた老夫婦が、再会を果たして涙を流して抱き合っている姿を見ると、そういう夫婦のありかたが定着してきているんだなと思っていたんですけど、そうじゃないんですね。

石井　いや、すばらしいカップルはもちろんいますし、多くの人がそうであってほしいです。男性は、よいロールモデルがあるとすぐに取り入れる傾向があるので、そういうシーンをいろんなところでたくさん目にするようになると、僕もこうなりたい、自分もそうしようと思う男性が増えてくるのではないでしょうか。

震災後の報道で見たのですが、50代、60代の、今まで奥さんに一度も愛してるよと言ったことがなさそうな漁師の方が、一生懸命に奥さんの亡骸を探しながら「普通の女だったけど、俺にとってはかけがえのない人だった」と言っているのを見て、ものすごく胸をうたれました。これは、日本人の多くの男性の思いを代弁しているような気がします。**言葉では言わないけど、誰よりもおまえのことを思っているんだよっていう男性は多い**と思います。

池下 そうなんですよね。だから、ルナちゃんも、メールの回数だとか、メールの行数だとか、電話の回数だとか、そういうデジタルなもので、愛情を計ろうとしてはいけませんね。これが、いわゆる〝女の勘〟というひとつのファクターでもあるのですが。人の心はデジタルなものじゃないんだよ、それを判断材料にしないほうがいいんだよと言いたいですね。

石井 そうですね。**デジタルや数で愛を計ってはいけません**ね。でも、女性の安心の基準って今まであったものより下がれない傾向があるから、今までよりメールや行数や電話が減ると安心が脅かされてしまうんですよね。

僕は、**女性が彼氏や夫から誰よりも大切にされ、愛されているという実感の中で安心感を得たいと願うこの性質を〝シンデレラシンドローム〟と表現しています。**女性は誰でも、自分だけを愛して大切にしてくれる、自分を一番に理解してくれる王子様を必要としているんです。そしてその王子様によって安心感を得たいのです。でも、**安心の基**

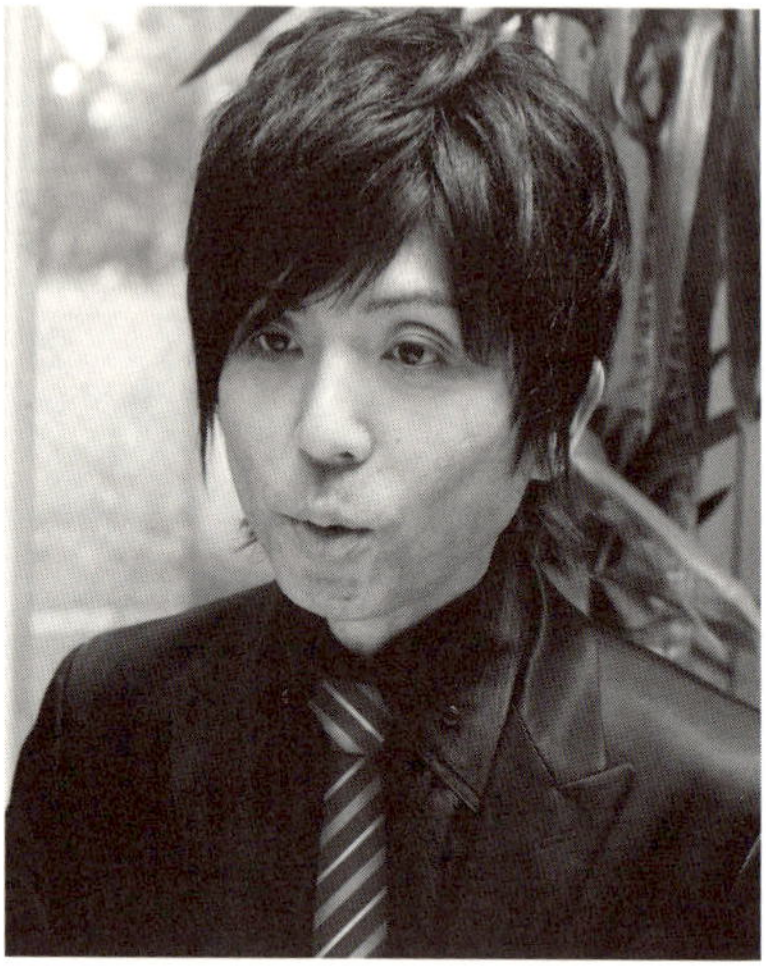

準は、上がることはあっても、下がることは許されません。安心が脅かされ不安になるからです。しかも、女性は上がったことよりも下がってしまったことのほうを勘定してしまう傾向がある。だから、ルナちゃんのように、メールの回数が減っただとか、メールの返信が遅いだとか、何であのときは電話くれたのに、今日は電話くれないんだろうとか、やらなかったほうに目がいってしまうんです。そして、デートの数が減ったら不安になる。1日2回抱きしめてくれていたのに、1回に減ったら不安になる。手をつなぐ力が弱くなったら不安になるなど、今までの安心の基準から少しでも欠けていると、不安になってしまうんです。それがＰＭＳの時期にはさらに敏感になり、強くなってしまう。こうなるともう不安探知機ですね。ちょっとしたことで敏感に反応し、不安のアラームを鳴らしてしまうんです。彼氏や夫の携帯電話を勝手に見てしまう女性は、まさにこのモードに入ってしまっています。

ですから、男性は、そんな女性に対して、俺のことを疑っているのか？　信用していないのか？ などと逆切れしないで、**彼女に安心感を与えてあげられるような言動をする必要があります。**

女性のほうも、度が過ぎると破局を生んでしまうことになりかねませんので注意が必要です。彼は、あなたのことをちゃんと愛してくれているのに、**不要な不安を抱いたり、過剰な要求をしすぎたりすると、大好きな彼を失う**ことになりますよ、と伝えたい。ケース2の「ちょっとしたことで泣きやすくなる」のところでも話したように、男性は、ウルトラマンですから、賞讃される正義の味方でいられないのなら、その場を去るしかなくなるんです。**女性は、自分がPMSの時期だと自覚していたら、腹八分目で満足しようと思うことが大切です。**つまり、相手に100点満点を要求しないで、80点で許してあげるということです。そうすれば、ずいぶん気持ちが楽になりますよ。

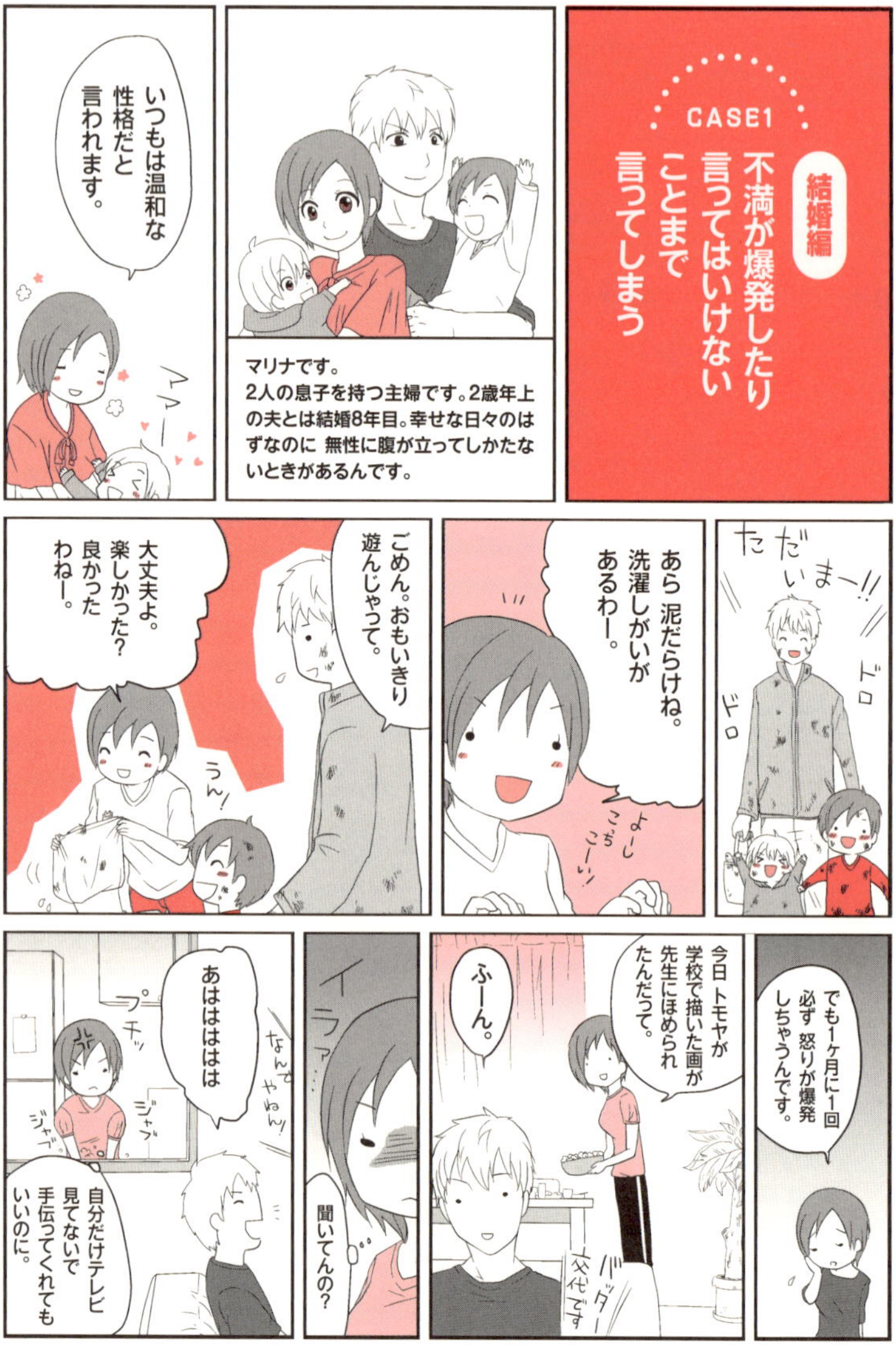
CASE1
結婚編
不満が爆発したり言ってはいけないことまで言ってしまう
マリナです。
2人の息子を持つ主婦です。2歳年上の夫とは結婚8年目。幸せな日々のはずなのに 無性に腹が立ってしかたないときがあるんです。
いつもは温和な性格だと言われます。
ただいまー!!
ドロ
ドロ
あら 泥だらけね。洗濯しがいがあるわー。
よーし こっちこーい!
ごめん。おもいきり遊んじゃって。
大丈夫よ。楽しかった? 良かったわねー。
うん!
でも1ヶ月に1回必ず 怒りが爆発しちゃうんです。
今日トモヤが学校で描いた画が先生にほめられたんだって。
ふーん。
バッターー 交代です
イラァ…
聞いてんの?
あはははは
プチッ
なんでやねん!
ジャブ
ジャブ
自分だけテレビ見てないで手伝ってくれてもいいのに。

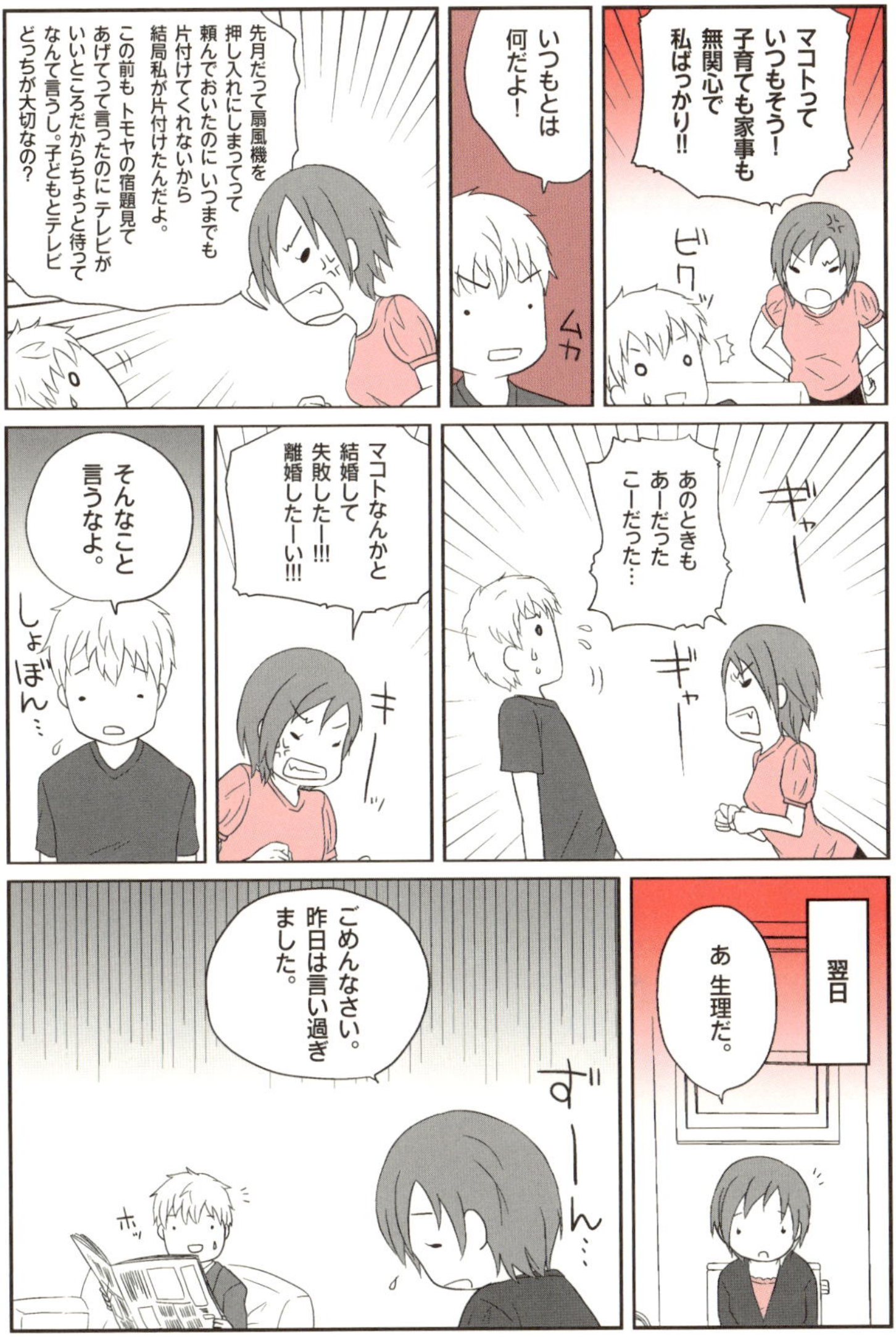
マコトって いつもそう! 子育ても家事も 無関心で 私ばっかり!!
ビクッ
いつもとは 何だよ!
ムカ
先月だって扇風機を 押し入れにしまってって 頼んでおいたのに いつまでも 片付けてくれないから 結局私が片付けたんだよ。 この前も トモヤの宿題見て あげてって言ったのに テレビが いいところだからちょっと待って なんて言うし。子どもとテレビ どっちが大切なの?
ギャー
あのときも あーだった こーだった…
ギャー
マコトなんかと 結婚して 失敗したー!!! 離婚したーい!!!
キーッ
そんなこと 言うなよ。
しょぼん…
翌日
あ 生理だ。
ごめんなさい。 昨日は言い過ぎ ました。
ずーん…
ホッ

CASE1

結婚編

不満が爆発したり、言ってはいけないことまで言ってしまう

★ストレスをためない

池下　結婚して夫と共同生活をするとひとりで生活するのとは違ってストレスがたまります。それに、子どもができると、イライラの材料が増えるので、ますますストレスは増えます。その**ストレスの積み重ねにPMSが重なって爆発するん**です。

いつもは、温和なマリナさんが、毎月1回、爆発してしまうことがあるというのは、まさにPMSの典型ですよね。昔は、PMSは30代の家庭の主婦の病気って言われていたぐらいです。未婚の女性にはないと思われていました。

石井　それは知りませんでした。

女性は、たまっていた不満を一気に爆発させる傾向があると思います。特に女性って日ごろから共有願望が強い生き物だから、自分の気持ちを話すことで相手に理解してほしいし、しゃべることによって安心感を得るでしょ。それをなかなか言えないとストレ

スがたまり、ＰＭＳの時期は、ますますそれが過剰になって、ある沸点を超えると、コントロールがきかないぐらいドカーンとなってしまうんです。

マリナさんが「先月だって」とか「この前だって」とまくしたてているのは完全に爆発ですね。女性はストレスを吐き出せずにためこんでしまうと、一気に爆発して目の前のことだけでなく、過去、未来、現実、想像と、いろいろなものが次から次に出てくるんですよ。突然「あなたはいつもそう！」って言われて「いつもとは何だ！」と憤慨したことがある男性は多いんじゃないでしょうか。男性からすれば「何で今そんな話が出てくるんだ？」とびっくりするような以前の話や想像の話まで出てきます。さらに勢い余って言ってはいけない言葉まで言ってしまうことがあるんですよね。

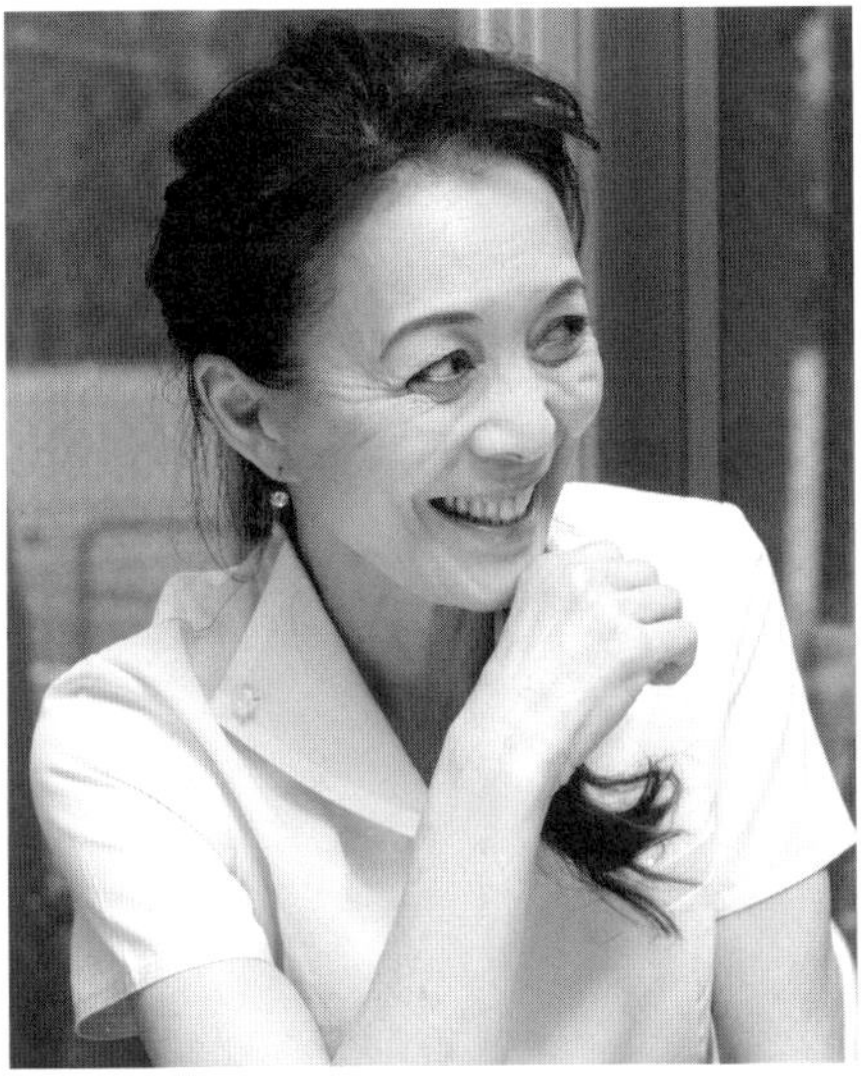

そして「あなたはいつも」とか、「絶

対分かってない」とか、「どうせ」とかいう殺し文句が連発されると**男性は、女性の言葉は、何でも責められているように感じる傾向がある**ので、全否定されているように感じてしまう。今までの努力とか、仕事で一生懸命頑張ってきたこととか、人格まで全面的に否定されたっていうぐらいの衝撃が走るんです。そうすると、男性は自己防衛本能が働いて、一生懸命自己を正当化しなくてはいけない立場に追い込まれ、なんとかそれをはねのけようとしてしまって、口論になるわけです。

でも、女性はPMSのときは共有願望がさらに強くなっている状態。恋愛編ケース1の「些細なことで怒りっぽくなり、ケンカをふっかけてしまう」で池下先生がお話しされたカナダ人の夫を持つ女性の例のように、受け取ってもらえるだけで、分かってもらえるだけで救われるんですけど、口論になり、男性に反抗されればされるほど、受け取ってもらえていない、共有してもらえていないという気持ちがどんどん増してしまうんです。つまり、反抗すればするほど、おさまらないで勢いを増すという現象を起こしてしまうんです。**男性はとにかく、反抗しないということを心得なければいけません。**

★PMSで警察沙汰？

池下 爆発してしまったものすごくシビアなケースでは、「あなたは何も聞いてくれない！　毎日帰りが遅い！」と不満をぶつけながらハサミなどの刃物を出してきてしまう女性もいます。旦那さんが毎日遅く帰ってきて、自分の話を聞いてくれない、家事、育児をサポートしてくれないという不満がつのってしまって、PMSの時期に爆発したんですね。

包丁をふりかざして警察沙汰になった女性もいますよ。それで離婚裁判になって、弁護士から「PMDD（月経前不機嫌性障害）だという診断書を書いてほしい」と相談を受けました。普段は、常識のある健全な女性なんですけど、生理前になると、旦那さんとコミュニケーションがとれないことが原因となって、過去にも同じことを3回ぐらいやってしまってるんです。誰もケガをしていないし、もちろん殺すつもりなんて全くないんですが、やっぱり刃物を持って脅すということは夫婦間であっても刑事事件になるんです。今でも忘れられない1例です。

包丁はちょっと特殊な話ですが、イライラしてしまうとか、ティッシュ箱など何かを投げてしまうとかっていうのは、やっぱり甘えの行動なんだと思います。甘えられる人にしかやらないじゃないですか。会社で上司に向かってやったりはしないですよね。

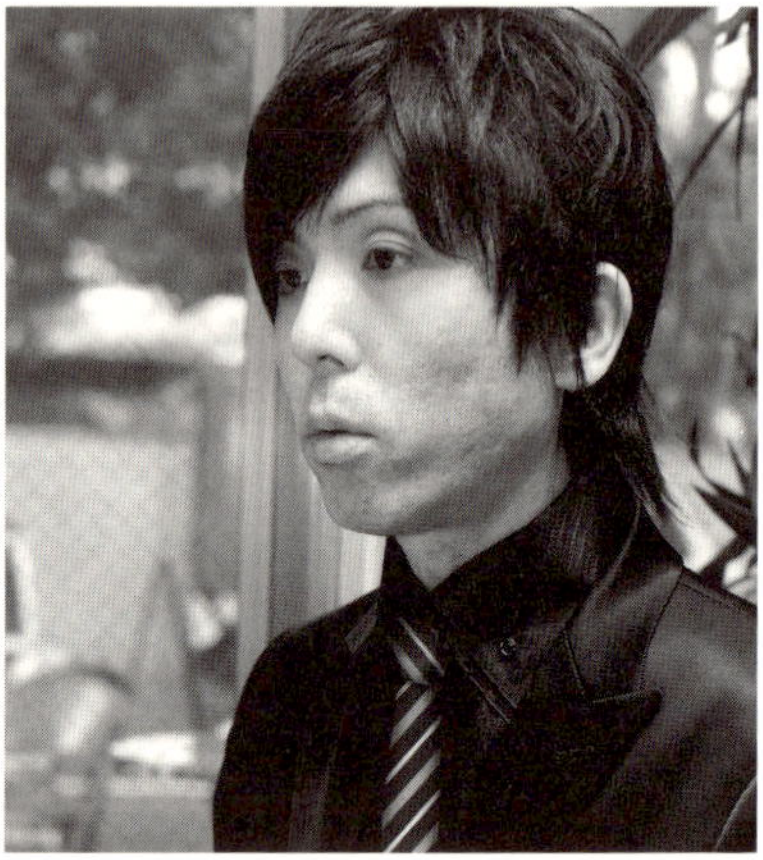

★夫の協力が不可欠

石井　**子どもがいる場合、夫に家事や育児を手伝ってもらいたいのに、奥さんのほうにその比重が大きくなってしまう場合が多いから、ストレスがたまりやすくなってしまう**んですよね。育児のやり方などでも日ごろから小競り合いがあったりして。

話を聞いてくれないということが、大きな引き金になるのは、**女性は男性よりも言語中枢が発達している**からなんですよ。アメリカのある心理学博士によると、男性は1日平均1万2000語話し、女性は2万4000語以上話すそうです。そして、男性は、仕事で1万2000語のほとんどを使い果たして帰宅します。しかし、専業主婦の場合、夫の帰宅時にはまだまだ話したりないという状況で、夫に話したくて仕方がありません。これが、要因になっているんですね。

そして、そんないろんな不満が重なっている中でPMSになると、夫が自分の話を聞いてくれるかとか、手伝ってくれるかとか、感心があるかとか、言った通りにやってくれるかということが非常に気になるんです。だから、**女性はPMSのときは、なるべく気にしないことを心がけてほしい**です。でないと、些細なことがきっかけで、極論を出してしまったり、大きな問題になってしまうこともあるんです。**男性は、細心の注意を払ってください。妻に言われたことは全部しましょう。**

池下 それでは男性にストレスがたまってしまいませんか？

石井 男性は飲みに行ったり、ひとりで趣味に没頭したりする時間を作って発散すればいいんです。もし**男性が、全部要求通りにやってくれたときは、女性は、PMSが終わったら、それがどれだけうれしかったかをオーバーに伝えてください。**感謝の気持ちをすごくオーバーに言えば、**男性は褒められて伸びるタイプ**なので、「よっしゃ！」とやる気になるわけです。

それから、男性の傾向でもうひとつ女性が知っておいたほうがいいことがあります。

マンガの中で、マコトさんはテレビに夢中になって、マリナさんの話が上の空になってしまい、マリナさんがそれにイラッとしていますが、**男性は、客観的に楽しむことができるスポーツ番組やお笑いの番組などを見ることでストレスの発散をする傾向があります。**家にいるときは、リラックスして、仕事のない世界に入り込んで、自分を開放しているんです。野球やサッカー中継に没頭したり、スポーツニュースのはしごまでしてしまう人もいるのはそのためです。だから、**男性がテレビに夢中になることは、ある程度大目に見てあげてください。**男性は、どうしても見たい番組があるときは、女性にそれをはっきりと伝えておきましょう。**女性は、テレビを見ていること自体を嫌がっているのではなく、自分がテレビよりも軽視されていると感じられることが嫌なんです。**

女性はどうかと言うと、ドラマや人生相談番組など、実際に自分の体験に照らし合わせることができる番組を好みます。他人の話や相談でさえも自分に照らし合わせて熱心に聞く傾向があります。男性は客観的なことを、女性は個人的なことが好きなんですね。

池下　それは覚えておくといいことですね。

★ＰＭＳカレンダーをつけよう

池下　私のほうから、自分はＰＭＳの時期に危なくなると思う人にアドバイスするとしたら、事前に家族に言っておくことでしょうか。**自分のＰＭＳカレンダー**をつけて、生理予定日とこの辺りが危ないかもしれないという危険なゾーンにマークつけて、見えるところに貼っておくんです。そうすれば、男性もその時期だけは細心の注意を払って、妻の言うことに対応することができますね。

子どもたちにも「ママはこの辺り危ないよ。ママがキレるかもしれない日だよ。いい子にしていてね」と言って印をつけ、実際にキレた日、パパとケンカした日にシールを貼ったりして、イベントみたいなゲーム感覚にするんです。危険なゾーンのときは、ご飯は作らない、掃除も洗濯もしない、ママの好きなことをしていい日にします。子どもたちのご飯はてんやものですませたり、外食するなどすれば、子どもたちにとっては、いつもと違うことを楽しめるイベントにもなりますしね。**危険な時期は、自分で意識して、無理をしないことです。**

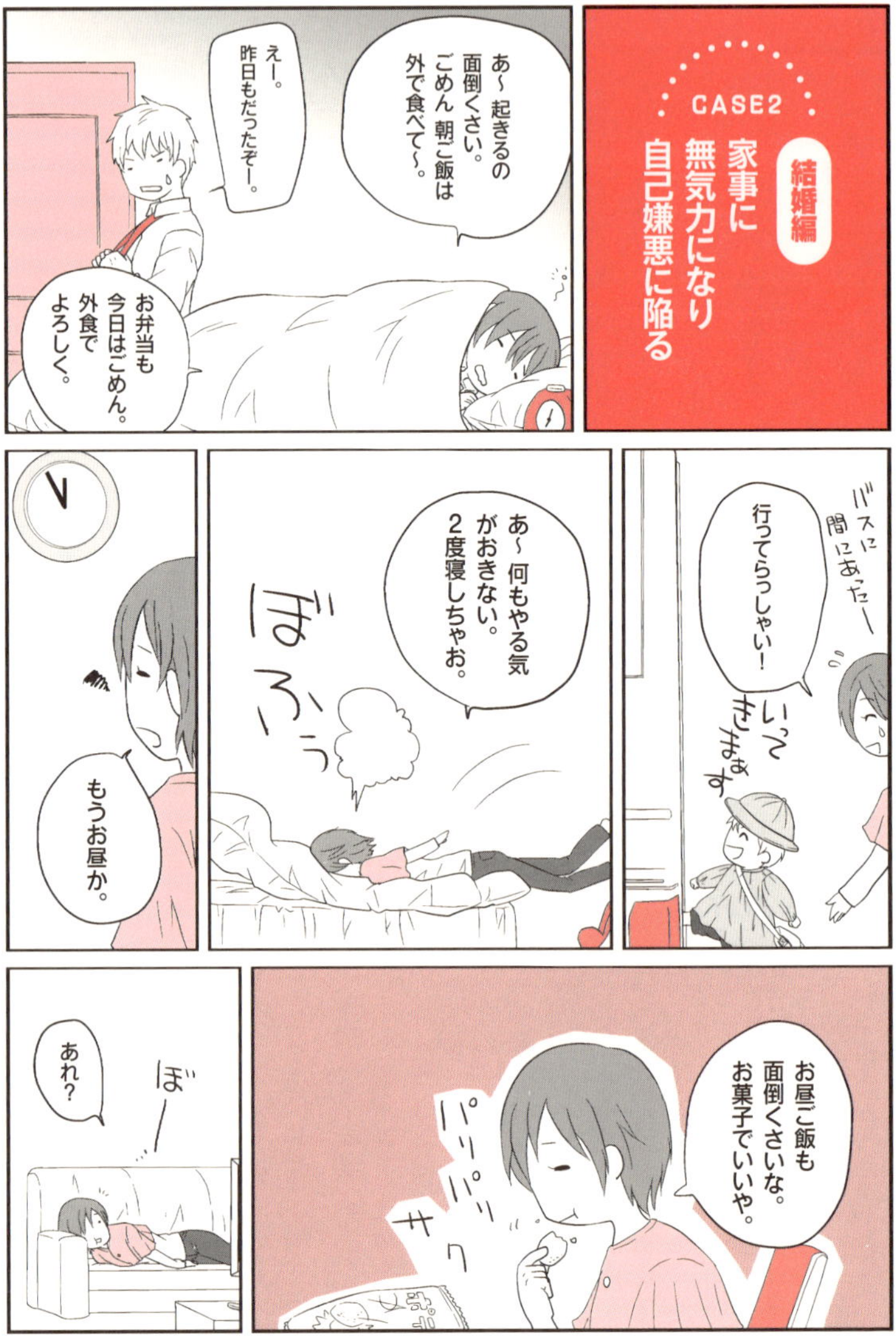
CASE2
結婚編
家事に無気力になり自己嫌悪に陥る
あ～ 起きるの面倒くさい。ごめん 朝ご飯は外で食べて～。
えー。昨日もだったぞー。
お弁当も今日はごめん。外食でよろしく。
バスに間にあったー
行ってらっしゃい!
いってきまぁす
あ～ 何もやる気がおきない。2度寝しちゃお。
ぼふぅ
もうお昼か。
お昼ご飯も面倒くさいな。お菓子でいいや。
パリパリ
サク
ぼー
あれ?

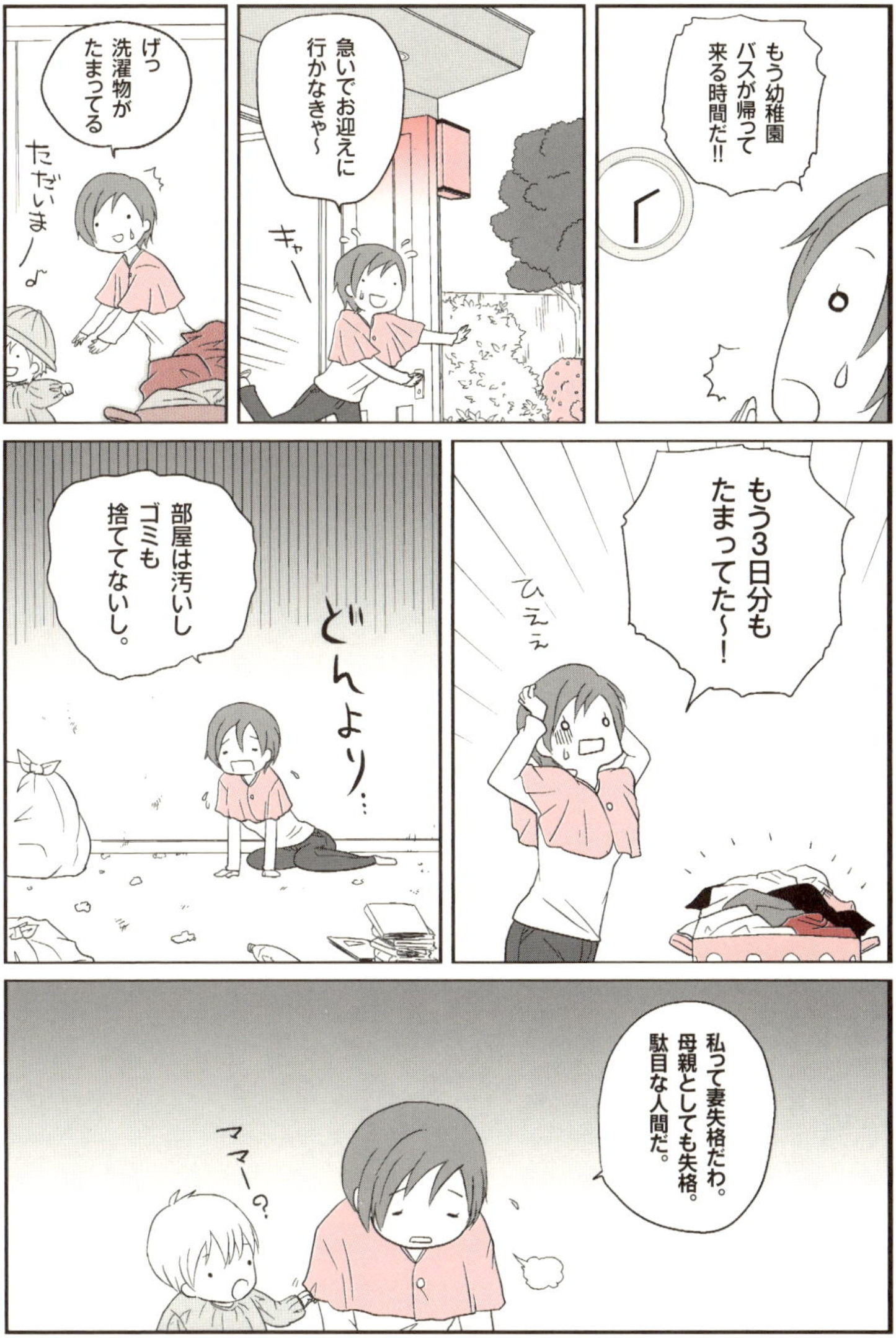
もう幼稚園
バスが帰って
来る時間だ!!
急いでお迎えに
行かなきゃ～
キャー
げっ
洗濯物が
たまってる
ただいまー♪
もう3日分も
たまってた～!
ひええ
部屋は汚いし
ゴミも
捨ててないし。
どんより…
私って妻失格だわ。
母親としても失格。
駄目な人間だ。
ママー?

CASE2

結婚編

家事に無気力になり、自己嫌悪に陥る

★なまけものなわけじゃない

池下　マリナさんは、**だるいとか眠いとか、PMSの身体的な症状**が出ていますね。頭やお腹が痛くなる人もいます。そのことによって、何もしたくない、面倒くさい、寝ていたいと無気力になってしまうんですね。これが、おそらく一番多くの人に出るPMSの症状ではないでしょうか。

起きられなくて一日中寝ている人も多いですよ。何をするわけでもなく、とにかくひたすら寝ていたい、起き上がれないという状態で、子どもが幼稚園や学校に行っている間はずっと寝ているようです。子どもが帰ってくるとさすがに、ご飯を作らなくてはいけない、だらしない姿を見せられないからと、頑張っちゃう人も多いんですけど、そのことでまたストレスがたまって、ますますイライラなどのPMSの症状が出てしまう場合もあります。

自分をなまけものだと思うと自己嫌悪につながってしまいますので、けっしてなまけものなわけじゃなくて、この時期はみんなそうなるんだよと思ってください。マリナさんも最後には「私って妻失格だわ。母親としても失格。駄目な人間だ」と落ち込んでしまっていますが、失格ではなく、仕方ないと思っていればいいんです。失格だなんて思って自己嫌悪を感じ続けてしまうと、精神的に追い詰められてしまって、ますますPMSの症状が悪化してしまいます。**自分を責めないことが大切です。**

こういうことは、男性にも理解しておいてもらったほうがいいですね。男性って、家に帰ってきたときに、見たものをそのまますぐ言葉に発してしまうじゃないですか。「部屋がちらかっているな」とか、「洗濯がたまっているぞ」とか。それを言われると、あー私はなまけものだとか思ってしまうんですよね。だから、「今日は、何もしてません！」って先に自己申告してしまって、男性から言われないように先手を打つのがいいのかもしれませんね。

石井 女性がPMSで身体的な症状が出てしまっているときは、男性が家事をやってあげるべきです。今はずいぶん分業している共働きの夫婦が多いですけど、この時期は特に男性が多く負担してあげてほしい。

僕のところに相談に来る女性にも、起きられないとかやたら眠いとかいう症状の方は多いです。でもそれを「眠いっておまえ、なまけんなよ。俺だって眠いんだよ」とか言ってしまう男性って多いんです。今も割と古風な男性っていて、共働きだとしても、自分の収入のほうが高いと自分のほうがその分優位だという考え方を持ってしまっているわけです。例えば自分のほうが妻より30％多く稼いでいるのに、何で家事までやらなきゃいけないの？ 30％分妻のほうが家事を多く負担するべきだと考える人もいるんですよね。

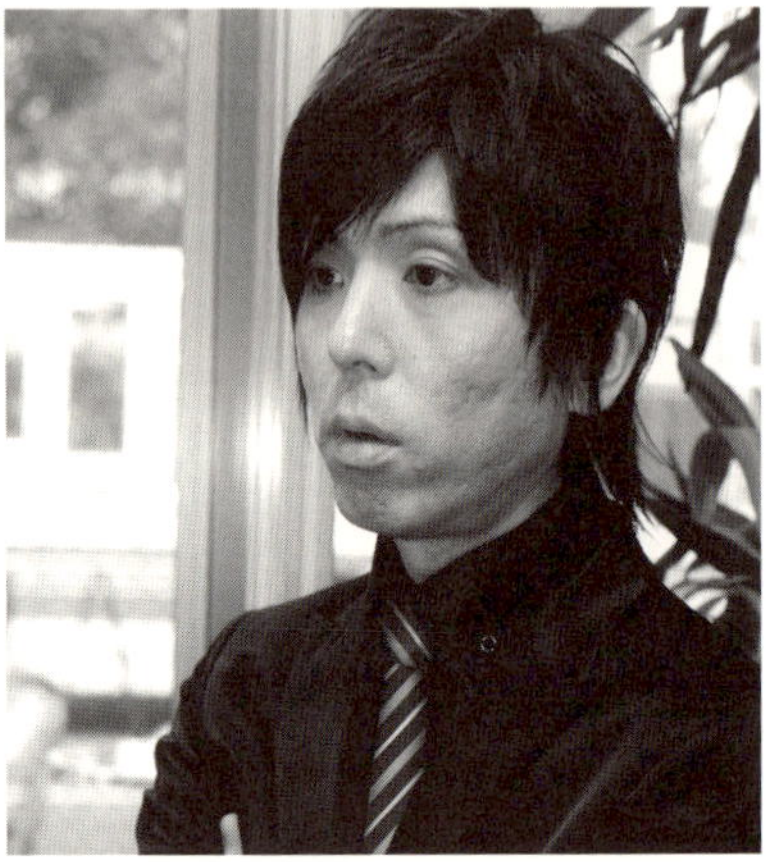

★夫婦で一緒に家庭を作っていく

池下　私の世代では、核家族で共働きというのがまだ少ない時代でしたので、家事は女性がやるものだと思っている男性は多かったですね。だから、私の医者仲間の夫婦は、家事を分業するために、ゴミ出しが10点、皿洗いは5枚で10点、お掃除は1部屋10点というスコア制にし、お互いの1週間のスコアを出して、「あなたのほうが今週50点マイナスだから、来週は50点分カバーしてね」という風にしていたと言っていました。

一方で、ある同僚は、夫に「おまえは、仕事を続けさせてくれと自分から頼んで働いてるんだから、妻として母として家事も育児もやるべきだ！　両立ができないんだったら仕事をやめなさい」と言われてしまっていました。その方はそれを続けていたから、結局結婚生活が破綻しちゃったんですけどね。だから、お互いに頭ごなしに「これは君の義務だ」などと押し付け合ってはいけないんだと思います。

でも、最近はもう男性が赤ちゃんを抱っこして電車に乗っていたり、ゴミ出しをしていたりする姿って違和感ないですよね。だんだん男性にも受け入れられてきているんだなと感じます。いろんな意味で男性たちが理解を示して、自分もやるのが当然だと思って素直に協力できるし、一緒に家庭を作っていくんだという認識ができているんですね。素敵だなと思います。

石井　最近は共働きが普通なので、そういう風に協力し合うことが当然の条件みたいになっていますよね。家事を一緒にする男性はかなりいます。

でも、さっきも言ったように、まだ古風な人もけっこういます。男性はプライドが高い生き物なので「俺について来い」「俺が食わしてやってるんだ。何か文句あるか」的な古風なところが多少ある男性のほうが、男っぽく、責任感があって、労働意欲もあって、いい男なんですけどね。それが、へたに出てしまわないように、古風な人でもせめてPMSのときだけはプライドを捨ててほしいです。

★感謝の言葉とご褒美

石井　もうひとつ僕が男性にいつも助言しているのは、理屈を捨てなさいということです。男の理屈を捨てなさいと。常に捨てるのは難しいですが、**PMSの女性が本当に助けを必要としている時期は、理屈を捨てなくてはいけないんです。**どんなに残業で忙しくて疲れて帰ってきたときでも、奥さんのPMSと重なってしまったら、「俺は、こんなに働いているのに、おまえは寝ているだけじゃないか」なんて言わないで、手伝ってあげるべきなんです。

PMSって自分ではどうにもコントロールできなくて、睡眠薬を飲まされたのかと思うぐらいに身体がいうことを聞かなくなる人もいるほどです。それなのに「なまけてんのか。おまえは寝ているだけじゃないか」なんて言ってはあまりにもかわいそうですね。

それにはまずは、PMSの情報を夫婦で共有して、見分ける力をつけないといけませんね。そして、歩み寄るやさしさを持ってあげないといけないと思います。

池下 PMSの情報を夫婦で共有するというのは、本当に必要ですね。女性はお料理をするとか、お皿を洗うとか、洗濯をするとかを今まであたりまえのようにやってきた場合、自分から「あなたがやってよ」となかなか男性に頼みづらいものです。お願いするような形で「お願い。私、今日はとても疲れているの。私がこっちやるから、こっちを手伝ってもらえるとうれしいな」などと、言い方に気を使ったりして。だから、男性のほうから手伝ってくれて、歩みよってくれたら、こんなうれしいことはありません。

石井 男性も習慣になればできるんです。習慣になるまではおっくうですけどね。**男性は、褒めて賞讃しておけば、いい気分で手伝ってくれるものです。「あなたのおかげ」という感謝の言葉は魔法のように効きます**ので、ぜひどんどん言ってあげてください。そうすると男性は単純だから、喜んで手伝ってくれ、やさしく寛大な夫になるはずです。そして、それが習慣化していくとベストですね。

池下 そうですね。**基本的に女性も男性も、ありがとうやごめんなさい、あなたのおかげなど、相手を思いやる感謝の言葉をお互いにたくさん発することが大切です**ね。やっ

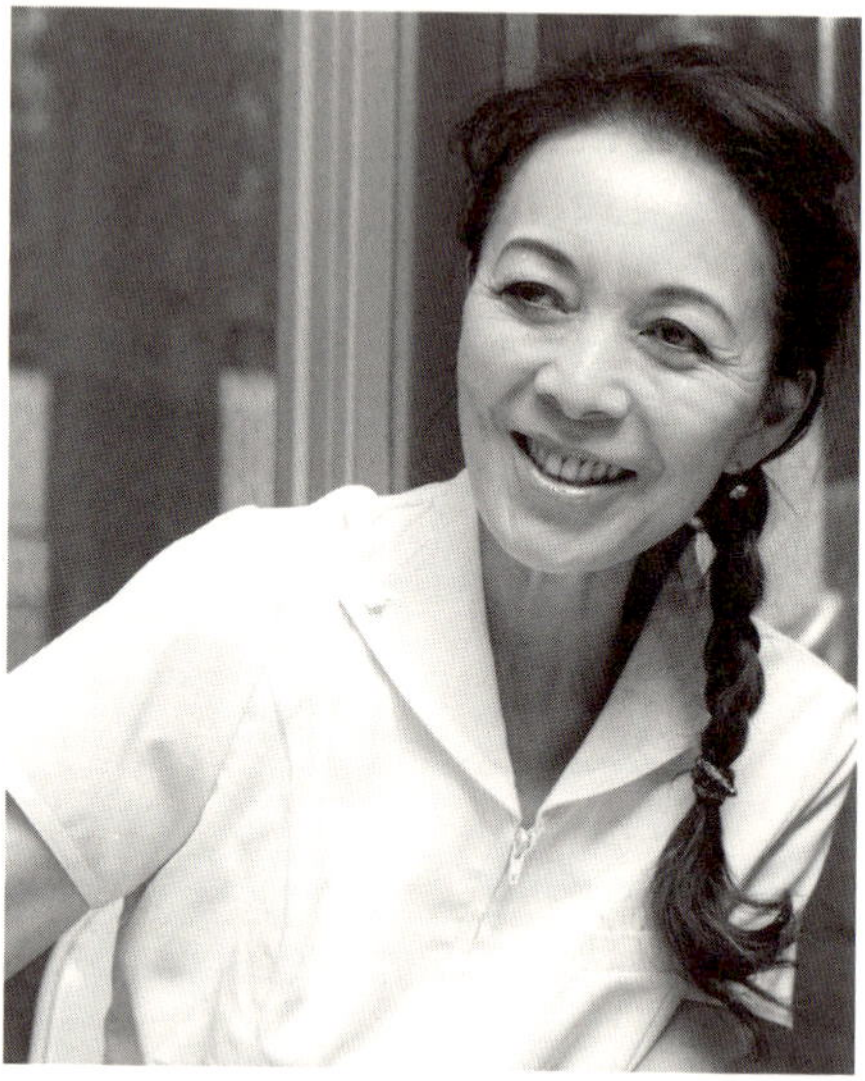

てもらって当然のようなスタンスでは破綻してしまいます。

褒める以外にも、石井さんがおっしゃっていたように**ゲーム感覚で何かご褒美を作るのもよい**のではないでしょうか。恋愛編ケース1の「些細なことで怒りっぽくなり、ケンカをふっかけてしまう」でお話ししたカナダ人の夫を持つ友人のように、お皿を割ったりしてエキセントリックに振舞ってみて、その夜は女性が積極的にセックスをリードしてみるとか（笑）。そうすれば、もしかしたら男性も、「PMSのときの彼女は最高！　素敵だ！」と喜んでPMSを受け入れてくれるようになるかもしれない。夜の営みでなくても、何か男性にご褒美を作るというのもいいかもしれませんね。

石井　それはいいアイデアだと思います。ご褒美があるというのは、やる気につながりますから。それに、**夫婦関係では、お互いが同じだけ譲り合うという基本姿勢も重要です。**そうでなければ、多く譲っているほうは、フラストレーションがたまっていってしまいますからね。そしていつか爆発してしまいます。女性がＰＭＳのときに、無気力になったり、起き上がれなくなったりするのは仕方ない。でも、仕方ないんだから手伝ってもらって当然！ではなく、手伝ってもらったご褒美を男性にプレゼントすればフラストレーションはたまらず、男性も大いに正義の味方を発揮できるわけです。

池下　そうですね。お掃除をしてくれたら、ありがとうと言って1ポイント、洗濯してくれたらまた1ポイントみたいにしていって、ＰＭＳが終わったら、ポイント分のご褒美として、マッサージをしてあげるとかね。夫婦でゲームを楽しむように、ＰＭＳを乗り切っていけるといいですね。

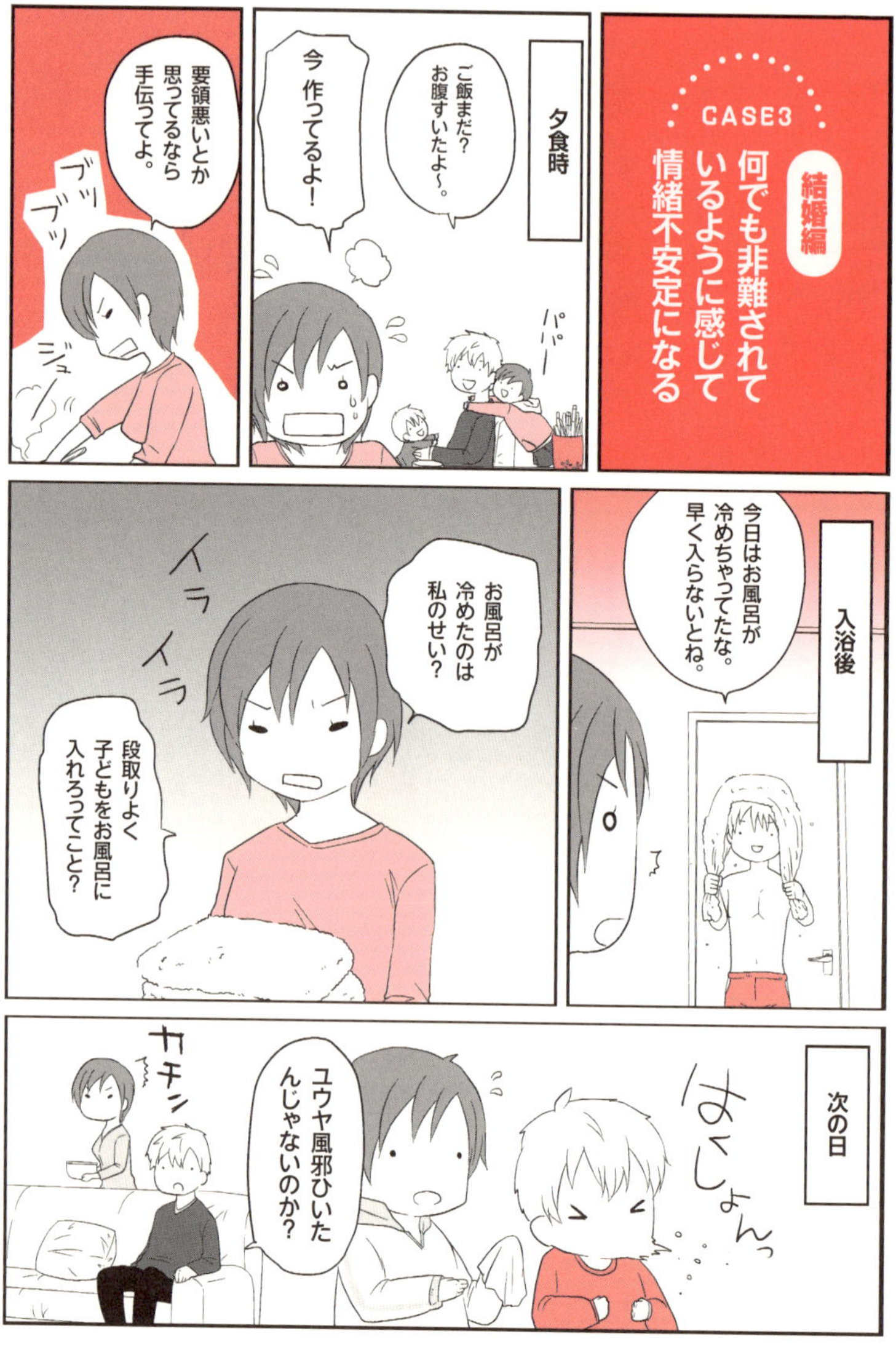
CASE3
結婚編
何でも非難されているように感じて情緒不安定になる
夕食時
ご飯まだ？お腹すいたよ～。
パパー
今 作ってるよ！
要領悪いとか思ってるなら手伝ってよ。
ブツブツ
ジュー
入浴後
今日はお風呂が冷めちゃってたな。早く入らないとね。
お風呂が冷めたのは私のせい？
イラ イラ
段取りよく子どもをお風呂に入れろってこと？
次の日
はくしょんっ
ユウヤ風邪ひいたんじゃないのか？
カチン

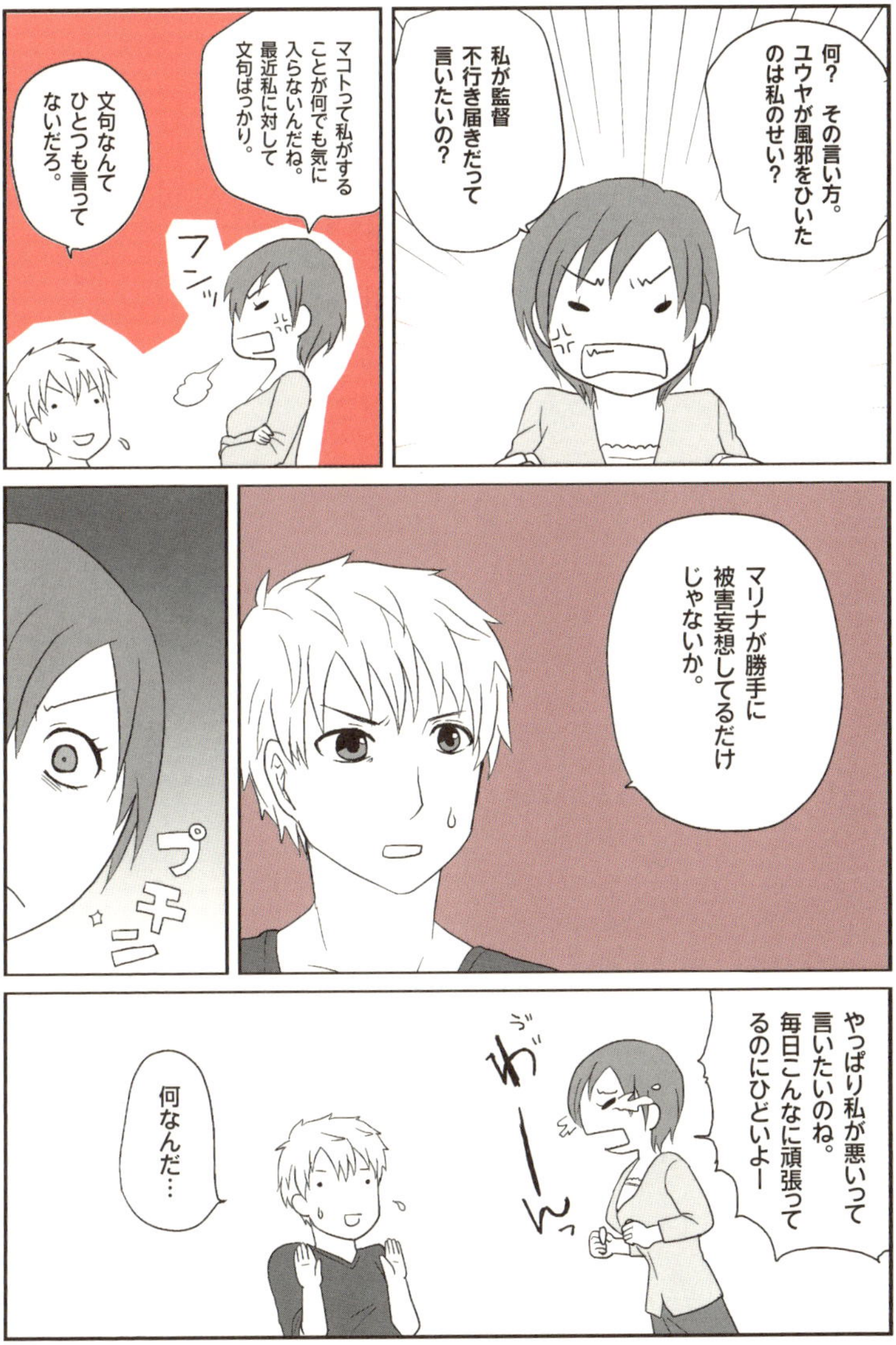
何？ その言い方。
ユウヤが風邪をひいたのは私のせい？
私が監督不行き届きだって言いたいの？
マコトって私がすることが何でも気に入らないんだね。最近私に対して文句ばっかり。
フンッ
文句なんてひとつも言ってないだろ。
マリナが勝手に被害妄想してるだけじゃないか。
プチン
やっぱり私が悪いって言いたいのね。毎日こんなに頑張ってるのにひどいよー
わーーんっ
何なんだ…

CASE3

結婚編

何でも非難されているように感じて、情緒不安定になる

★自分の存在価値

池下　これは恋愛編のところでも出てきた自己卑下と似ている現象ですね。これもよくある傾向です。特に専業主婦の女性は、○○さんの奥さん、△△ちゃんのママっていう肩書きになって、自分自身の顔というものがあまりないし、自分個人を認めてもらえる場所というのがあまりないじゃないですか。△△ちゃんのママとしては認められているけど、働いているときみたいな自分の人格というものを発揮する場所がないわけですよ。妻やママとしてしか見られない、通用しないと思うと、自分は家庭という社会の中でしか存在価値がない、そこでしか主張できないという不安感を抱いてしまうんです。だから、**唯一の自分の存在価値がある家庭の中のことについて、何かひとつでも指摘されると、自分の全てを非難されているような、否定されているような気持ちになってしまう**んじゃないかなと思います。そして、それが、ＰＭＳのときに過敏になってしまうんで

すね。

非難するつもりは全くなくても、子どもは、もともとダイレクトにものを言う傾向があるから、「ご飯まだ?」とか、「おいしくない」とか言うじゃないですか。それに、旦那さんは、「お風呂が冷めてたぞ」とか、「子どもが風邪ひいたみたいだぞ」とか、「Yシャツの袖の汚れが落ちてなかったぞ」とか、他人事のように言うわけですよ。そうすると、「一生懸命ご飯作ったのに!」とか、「子どもをお風呂に入れるの大変だったのに!」とか、「家計の節約のためにクリーニング代をうかそうと思って頑張ってYシャツを洗濯したのに!」と、自分の努力が認められず、自分の存在価値が不十分だと言われているように感じて、がっかりしてしまうんです。

たったそれだけのことで何で?と男性は思うかもしれません。でも女性は、○○さんの妻として、△△ちゃんのママとしてなりたっている社会の中で、否定されたような気持ちになってしまうと、じゃあ私はどこで通用するの?とすごく悲しくなってしまうんですすね。妻としてもママとしても非難されたと思ってしまうんです。

やっぱりどこか**家庭以外の別の場所で自分を認めてくれるような、いろんな人と関わりを持っていないと苦しい**ですね。

石井　男性は事実思考なんですよね。男の思考習慣というのは、全て事実に基づいているんです。僕はそれを“**裁判官思考**”と呼んでいます。裁判は事実が重要で、裁判官は想像でものを言ったりしてはいけない。事実に着目して、どんなときでも事実を正しく判断し、それを表明するのが仕事です。男性も裁判官のように、事実の積み重ねで思考していく生き物なんです。事実を発見し、それを表明しなくては気がすまないという傾向があります。だから、全然非難するつもりじゃなくても、お風呂がぬるいと感じて、それをコメントしたくなったら、「お風呂が冷めていたよ」と言う。子どもがくしゃみをしたら、「風邪をひいたんじゃないか？」と言う。これはただの事実の表明で、そこには何も意味がなかったりするんです。でも、女性側はそれをすごく否定されているように感じてしまうとか、こんなに頑張っているのに全く感謝してくれていないんだねと思ってしまうこともあるんですね。

この男性と女性の考え方の違いは、**男性の頭はいくつかの個室に分かれていて、場面ごとに部屋が違うのに対して、女性は流れる川のごとく思考がひとつにつながっている**ということも影響しています。男性は、個別の事案についてひとつひとつコメントしているつもりなのに、女性にとっては過去とか未来とか他のいろんなこととつながって

「今まで私がどんなに頑張ってきたと思ってるのよ！」と言うことになってしまうんです。この女性の傾向は、ＰＭＳの時期には決定的に出やすいと思います。僕のところに相談に来る方にはそういう人が多いですよ。これまでにもお話ししてきた通りＰＭＳによって歯止めがきかなくなってしまったり、自己卑下したりする傾向が強くなっていれば、全てがひとつにつながって、どんなことでも爆発しやすくなるんじゃないでしょうか。

池下　女性が何でも否定されているように感じてしまう時期は、男性はどういう対策をとればいいのでしょうか。

石井　それが、難しいんですよね。相手を気遣って言ったことが、逆効果になることもあるので。僕のカウンセリングに多いケースでは、女性は心理的自己満足を得るために、夫が言っていることを受け入れられないというものがあります。例えば、男性がＰＭＳをちゃんと理解していて「ＰＭＳの時期は掃除をしなくていいよ。俺も忙しくてできないから、ほこりがあっても全然気にしないよ」と言ってくれたとします。それを言われて「あーよかった。やらなくていいのね。助かるわ」となればいいんですけど、それを言われると自己嫌悪になっちゃう女性もいるんです。自分で自分をなまけものだと思いたくない。ほこりがある部屋にいると、自分が汚れた女のように感じられてしまうから嫌だと思ってしまう女性がけっこう多くて、せっかく夫が気遣いの言葉をかけてくれたのに「私は綺麗なところじゃないとリラックスできないのよ！」と言っちゃうわけです。

つまり自己満足のために行動している。だから、結局何が何でもやらなくてはいけないんです。もし自分ができないときは、夫がしてくれないと、「あなたは、やってくれない」と非難する。このように、この時期は、言っても駄目だし、言わなくても駄目なんですね。PMSの時期は、こういう理不尽なことが次々に起こるから、先ほども言ったように男性は、理屈を捨てるしかないんです。**理不尽で支離滅裂な話に思えても、男性はいちいち目くじらをたてずに、今はそういう時期なんだなと受け入れるしかありません。**恋愛編のケース1「些細なことで怒りっぽくなり、ケンカをふっかけてしまう」で先生のお話に出てきたカナダ人の方なんて最高じゃないですか。そんな理不尽さも含めてPMSが楽しい！と思えるようになったら最高ですね。

★スキンシップは良薬

池下　被害妄想で、キレたり泣いたりしてしまった女性には、スキンシップも効くかも知れませんね。今は、共働きが増えて家事の分業もあたりまえのようになってきたのだとすると、「何で私が？」「何で俺だけ？」という感情の衝突も生まれてきて当然です。特に女性は、ＰＭＳのときになるとそれが過敏になって、このマリナさんのように、「何で私が文句を言われなくてはいけないの？」となってしまうわけです。そういうとき、男性は、欧米人のように抱きしめたり、髪をなでたりして「ごめんね」とすれば、女性は愛に包まれていることを感じて丸くおさまる気がします。アメリカのニュースやドラマを見ていると、女性が感情的になって、物を投げつけたり壊したりするような激しいケンカをしても、「ごめんなさい」と言う代わりに、ハグをしたり、キスをしたり、身体に触れたりして、身体の五感を使って「ごめんなさい」を表して、仲直りしたりしていますよね。でも、日本人にはもともと触れ合う習慣がなくて、セックスの現場以外は相手に触るということがないほどだったから、「ごめんなさい」というのは、武士のように手をついて土下座するごめんなさいのイメージができちゃってるんです。だから、ケンカになったらどちらが謝るかという途方もなく大変なことに発展してしまう。けど、日本人の女性も、スキンシップを求めているんじゃないでしょうか。「彼にどういうことをされたら一番うれしい？」と聞いたら、「ケンカしてぷんぷんしているときでも、後ろから抱きしめてごめんねといわれたら全部許しちゃう」と答える女性は多いです。抱きしめてほしいのに、男性は分かっていない、言わなきゃ分からないということなんですね。

石井　アメリカの心理学博士が、**女性には、セックスと関係ないノンセクシュアルなスキンシップが1日に8回から12回は絶対に必要**だと言っています。肩に手をまわしてもらったり、手をつないでもらったり、ハグしてもらったりという、性の対象として以外に感じる彼の肌の温もりで心からの安心を得られるといいます。そして精神的に満たされるのです。でも僕のカウンセリングでの体感的には、それをできる日本人男性は、4割ですね。年齢は若年層しか無理です。40代、50代だと自分の母親が父親に対して何かもの申すということが少なくて、父親に黙ってついていくというスタイルでうまくいっていたのを見て育っているからです。

カウンセリングに来る女性もやはりそういうノンセクシュアルなスキンシップを求めていると言います。でも夫は、ハグをすれば必ずセックスをしようとする。日ごろはハグなんて全然してくれないのに触れ合ったらいきなりそっちに持って行こうとするから、それが耐え難い苦痛なんだと彼女たちは訴えます。

だから僕は男性に「頭をなでるとか、肩を触るとかハグをするとか、それだけでいいんだよ」と説明をします。ノンセクシュアルに触れ合うことがいかに大切かということを、今まで学ぶ機会がなかったわけだから仕方ないんですけどね。

池下 女性同士って「ねーねートイレ行こう」とか言って腕を組んだりするじゃないですか。多くの女性って触れ合うのが好きなんですよね。だからPMSのときも奥さんにバーッとしゃべらせて「そうか、ごめんね」ってよしよし頭をなでたり、ハグしたりすれば落ち着くんです。へたな薬を飲んだりするよりも、よっぽど効果があると思いますよ。マコトさんのように「何言ってるんだよ！」と言い返されたり、まあまあとおさめられるんじゃなくて、ハグをして安心感を与えてあげるということです。**女性にとっては、丸め込まれるんじゃなくて、包み込まれる、受け止められることが必要なんです**ね。

CASE4 結婚編 細かいことに過敏になりイライラしやすい

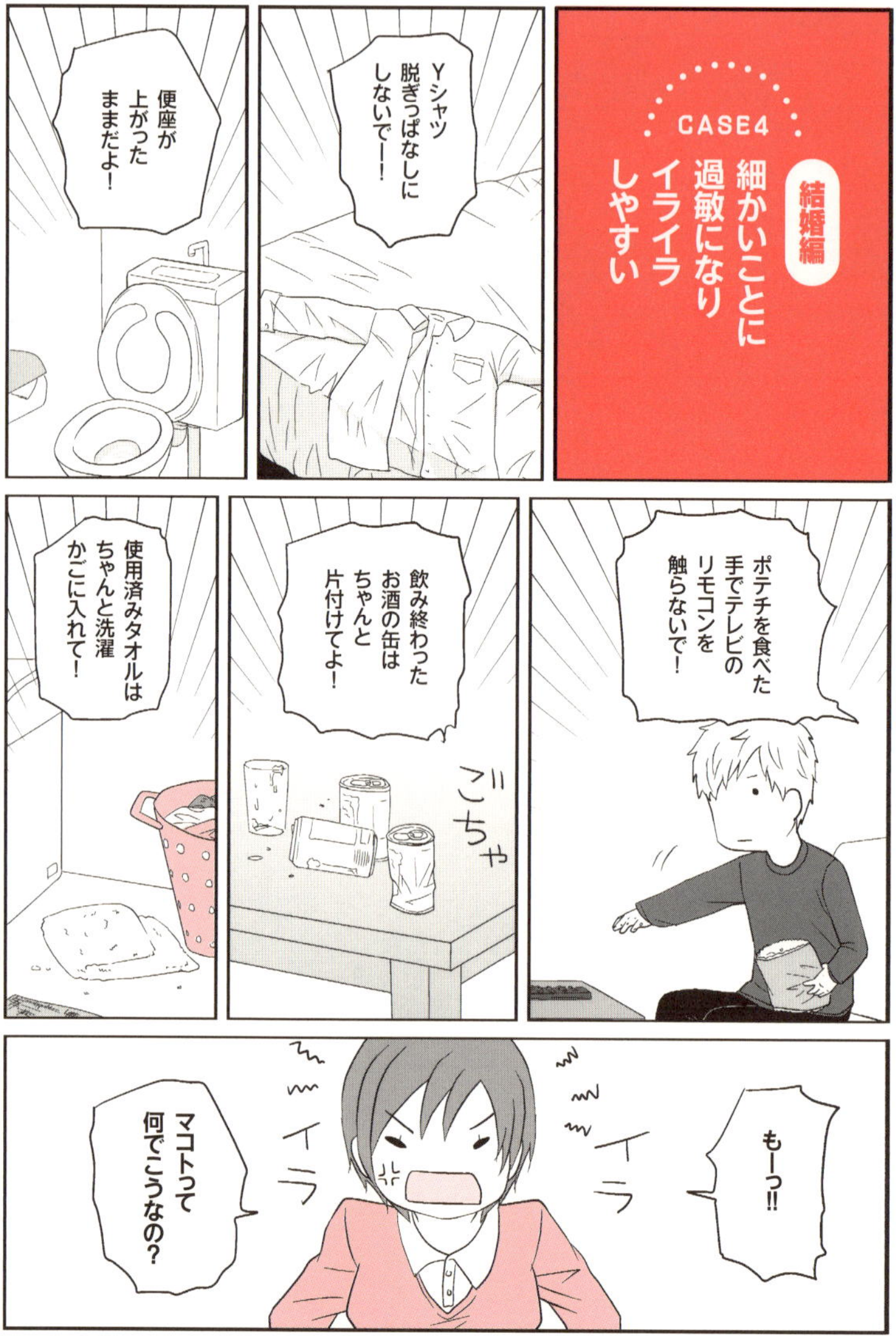
Yシャツ脱ぎっぱなしにしないでー！
便座が上がったままだよ！
ポテチを食べた手でテレビのリモコンを触らないで！
飲み終わったお酒の缶はちゃんと片付けてよ！
ごちゃ
使用済みタオルはちゃんと洗濯かごに入れて！
もーっ!!
イラ
イラ
マコトって何でこうなの？

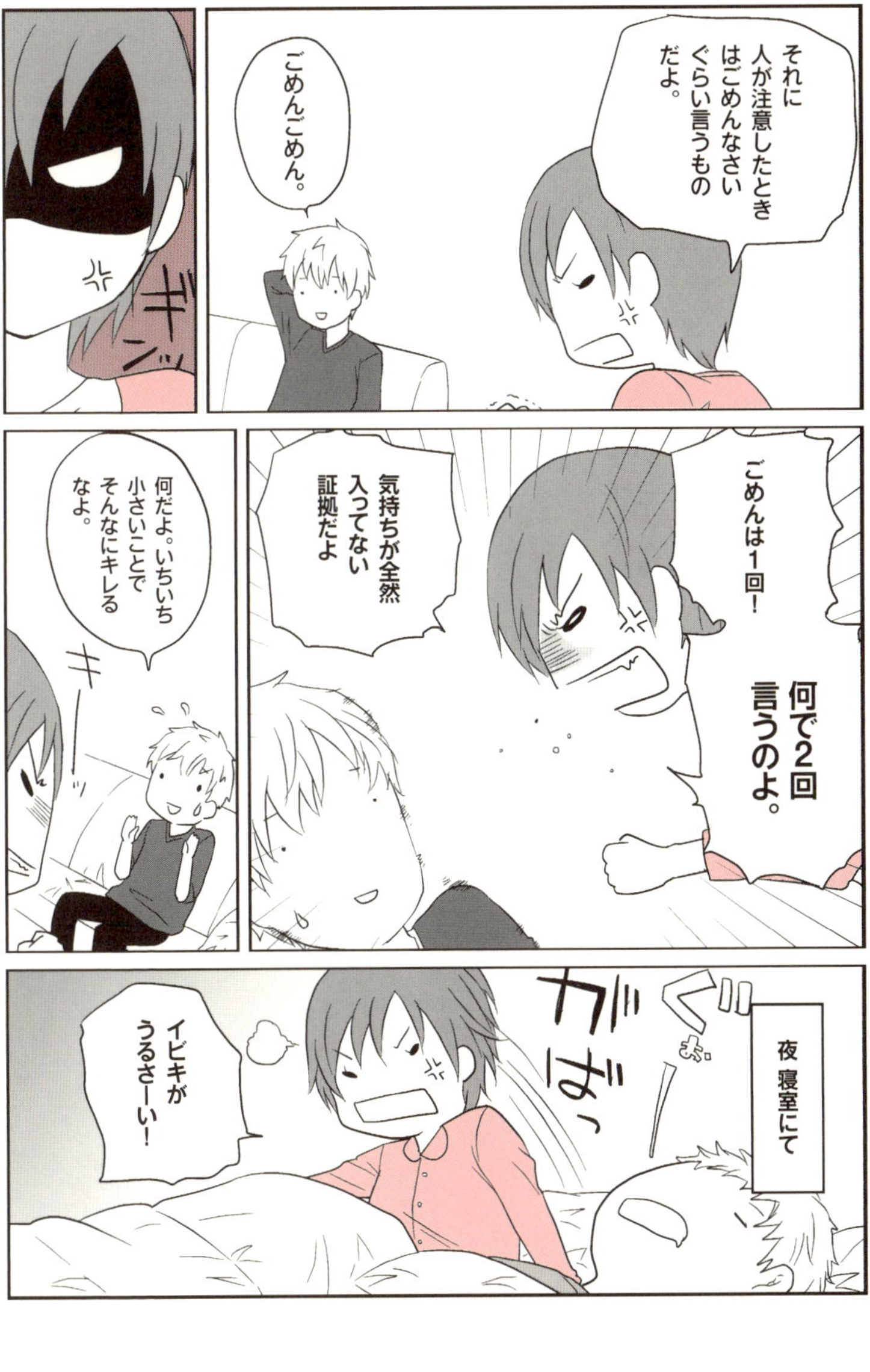
それに人が注意したときはごめんなさいぐらい言うものだよ。
ごめんごめん。
ギンッ
ごめんは1回!
何で2回言うのよ。
気持ちが全然入ってない証拠だよ
何だよ。いちいち小さいことでそんなにキレるなよ。
キーッ
夜 寝室にて
ぐぉ。ー
がばっ
イビキがうるさーい!

CASE4

結婚編

細かいことに過敏になり、イライラしやすい

★男性と女性と妊婦性

池下 服が脱ぎっぱなしだとか、トイレの便座を下げないとかは、PMSじゃなくてもイラッとくることがあると思うんですけど、**PMSの時期になると嫌なことが余計に目について、相手に対しての言葉がきつくなる傾向があります。**

以前、権威のある麻酔科医から「人間の性には、3つの性があり、その性は生物学的にも違うものだ」と教わったことがあります。誰もが3つの性とは男と女と子どもだろうと思ったのですが、実は**男性と女性と妊婦性**の3つ。男は、死ぬまでずっと男性のまま。女は女性である時期と妊婦性である時期があるということでした。

私は、この妊婦性というのは妊娠しているか否かにかかわらず、性交渉があったかどうかにもかかわらず、排卵後から生理までのひょっとしたら妊娠しているかもしれない大切な時期も含まれると考えています。女性は初経を迎えてから閉経まで、この妊婦性

を併せ持つわけですね。そしてこの妊婦性が〝女性〟よりはっきりと出るのがちょうどPMSの時期にあたります。

妊娠しているかもしれない時期の妊婦性は、お腹にいるかもしれない子どもを守らなくちゃいけない性なので他者を受け入れられません。そのときには、匂いであるとか、生理的なものは全て排他。だから、もしかしたら、夫の匂いだとか、夫の気配までも許せなくなっちゃうこともあるのかもしれません。普段は何ともないあたりまえのことでも、PMSのときには、生理的に受け入れられなくなったり、嫌なことが余計に目についてイラッとしてしまう傾向が強くなったりするのだと思います。

マリナさんが散らかっているのを許せなかったように、この時期、**整理整頓を無性にしたくなる**人もいます、それも妊婦性という女性の深層心理が関係しているんでしょうかね。整理整頓をすることで、妊娠を受け入れていくような気持ちになるとか、安心できる環境に整えていくとか。男性は、いつでも射精ができて新しい命を作っていくことができるけれども、女性は、今回もし妊娠しなかったら次のチャンスまで待って一個の卵子を育てていかなくてはならないわけですからね。それが妊婦という性なんです。けど、女性であるか、妊娠しているかもしれない妊婦性であるかというのは、自分では使い分けられないし、むしろ気づいていないこともあるものです。

石井　妊婦性の話は、新たな発見です。ＰＭＳの時期というのは妊婦性なんですね。だからやはりこの時期は、男性はもう受け入れるしかないですね。

僕は、セミナーや著書の中で、恋愛編のケース5の「不安を感じやすく、暗くなりやすくなる」でもお話しした〝シンデレラシンドローム〟ということを言っていて、これは、女性は、自分の王子様から誰よりも愛されたい、大切にされたい、その実感の中で安心感を得たいと願っているというものです。これは、女性が子どもを産んで育てるというからくりから、本能的に安全欲求があるのだということなのですが、**安全欲求はＰＭＳの時期に増す**んです。それは、まさに今先生がおっしゃった妊娠しているかもしれない妊婦性になるからなんですね。結局、安全欲求とは、子どものために危険を察知する能力なんです。だから、女の人は後ろに目がついているとか、浮気もすぐに見破れるとか言うんでしょうね。怪しいことはすぐに気づくんです。夫や子どもがこれをやったら、この先まずいことになるということも分かってしまうから、先手を打ってやめさせようとしたり、先を先を言って注意したりして、やりすぎちゃったり、言いすぎちゃったりもする。

先生のお話を聞いて、やっぱりそうだったのか！と思いました。女性は排卵が起こると急に安全欲求が強くなる。それは、**女性が持っている特殊な役割だから、必要なこと**なんですよね。僕のカウンセリングでは、ＰＭＳは、好む好まざるにかかわらず、女性がこの症状を経験することによって子どもが生まれるわけで、これがないと子どもは生まれないし、子どもを守れないんですよと話します。男性は女性のＰＭＳの症状を理解できなくて、馬鹿にしたり怒ったりしちゃう人が多いです。でもその女性としての役割を尊敬しないと自分も生まれてこなかったということを分かってほしい。日本では、ＰＭＳに関する教育があまりにもなさすぎます。性教育でもやらないですからね。

池下　ＰＭＳを全面的によしとして、わがままも許そうということではなくて、女性は母親になるためにこういう症状が出ることもあるんだよということを男性にも知っておいてほしいということですね。そして、女性自身も自分でコントロールできなくて、その症状に苦しんでいるんだと理解してもらわなくてはいけません。

石井　そうです。母親は、身体の細胞1個1個が子どもを生むためにできていると思います。子どもを生むと、自分の子どもがどうして泣いているかも分かったりしますよね。これって男が及ばない、たちうちできない優れた能力だと思うんです。ＰＭＳは産みの苦しみの一部なのだから、それを馬鹿にしたり否定したら、世の中の全てがたちゆかないということを認識しておくべきです。

池下　アメリカでは、PMSについて学校で教えているんですか？

石井　アメリカでは、PMSは高校生になったら性教育の中で教えていますよ。また、お母さんが家庭で、感情はコントロールできるものだと教え、子どもが泣いたら、「Control your emotions.（感情をコントロールしなさい）」と言ったりしているのをよく聞きましたね。このように、子どもが小さい頃から感情はコントロールできるものなのだと教えている子と、全くそんなことを聞かされたことがない子とでは、明らかに考え方に違いが生じるでしょうね。この知識の差は大きいです。

池下　**男性の理解ばかり求めるのではなくて、女性も感情をコントロールする努力は必要**だということですね。

★まくしたてない、押し付けない

石井　このマコトさんにも言えることですが、**男性は、女性が思う以上に〝家は休む場所〟だと考えています。**家は、戦場ではなく、勝手気ままにリラックスし、疲れを癒し、次の戦いのための休息の場にしたいと思っているんです。だから、散らかしたり、勝手気ままに過ごしている男性を女性も理解して、大目に見てあげてほしいと思います。

でも多くの女性が、夫は、家に帰ってくると無口であまり話をしてくれない、だらっとして何もしてくれないと訴えます。そして、それは自分への愛が冷めてきたからなんだと思ってしまいます。男性は、単に休んでいるだけなんですよ。疲れを癒したいと思っているから必然的に口数が減るだけで、リラックスしてくつろいでいるからだらっとしてるんです。女性はしゃべることでストレスを発散できますが、男性は、疲れているときにしゃべりまくる人はほとんどいません。

それに、男性は、家に帰ってきてから、素の自分に戻るまで20分から30分くらいはかかる傾向があります。仕事という戦いの場で着ている鎧を脱ぎ捨て、戦いのことを忘れてありのままの自分に戻れる場所が、男性には必要なのですが、素の自分に戻っていいんだと安心感を得るまでに少し時間が必要なんです。特に、仕事で何か問題を抱えていたり、気になることがあると、時間がかかります。そんな、まだ鎧を脱いでいないところへ、妻があれこれ言ってくると、リラックスできなくて、ますます鎧を脱ぐことができなくなり、閉じこもって無口になってしまいます。恋愛編のケース2「ちょっとしたことで泣きやすくなる」でもお話したように、男性はウルトラマンですので、男性にとって、家とは光の国でなくてはいけません。誰にも邪魔されず、戦う必要のない、本当の自分に戻れる光の国で心から安心してリラックスできるまで、鎧を脱げないのだということを女性は覚えておいてほしいです。**帰ってきた夫にいきなりまくしたてないで、リラックスして安心できる時間を与えて**あげてほしいですね。

もうひとつ女性にお願いしたいのは、**自分のやり方を男性に押し付けない**でほしいということ。特に専業主婦をしていると自分のやり方をしっかり持ってしまっていて、自分の言った通りにやってもらえないと気がすまない。旦那さんがしたことを、奥さんがやりなおしたりして。そんなことをされると、男性は、嫌でたまりません。もう自分はしないほうがいいと判断します。

この女性の傾向はＰＭＳの時期になると過剰になります。マリナさんの例もそうですけど、他にも例えば、洗濯物の置き場所が決まっているとします。ＰＭＳの時期じゃないときは、旦那さんが乾いた洗濯物をたたんで、置く場所を間違えたとしても、普通に流せる。「また間違えてかわいいな」と思う余裕さえある。ところがＰＭＳの時期になると、ものすごくイラッとして、「何度言ったら分かるの！」と、ぶつけてしまうんです。

いつもは笑えることが笑えない。そして「いつもあなたはそうだ」とか言って非難してしまうわけです。どこに置いたって大した問題ではないのに、奥さんは自分のやり方を押し付けてしまうんですね。でも男性は、「ここに置いたっていいじゃん」と合理的に考えてしまうから、そこでケンカが勃発する。

こうなると、男性が自分のやり方を捨てるしかない。ケンカになるぐらいだったら、言われた通りにやるほうがいい。**うまくいくためのコツは、彼女のやり方が理不尽でもその通りにすること**なんです。結構、離婚の原因になるものってこういう些細なことが多いですからね。例えば、歯磨き粉のチューブを奥さんは端からしごいて綺麗に搾り出すのに、旦那さんが真ん中を押さえてブチュッと出してしまうことが離婚の原因になったりすることもあるんです。冗談のようで本当にある話です。

池下　自分のやり方を押し付けるのも妊娠しているかもしれない妊婦性が排他的になっている現れのひとつなのでしょうね。でも、些細なことで離婚につながったりしないように、**お互いの傾向を学んで理解しあい、努力し合うことがやはり大切です**ね。

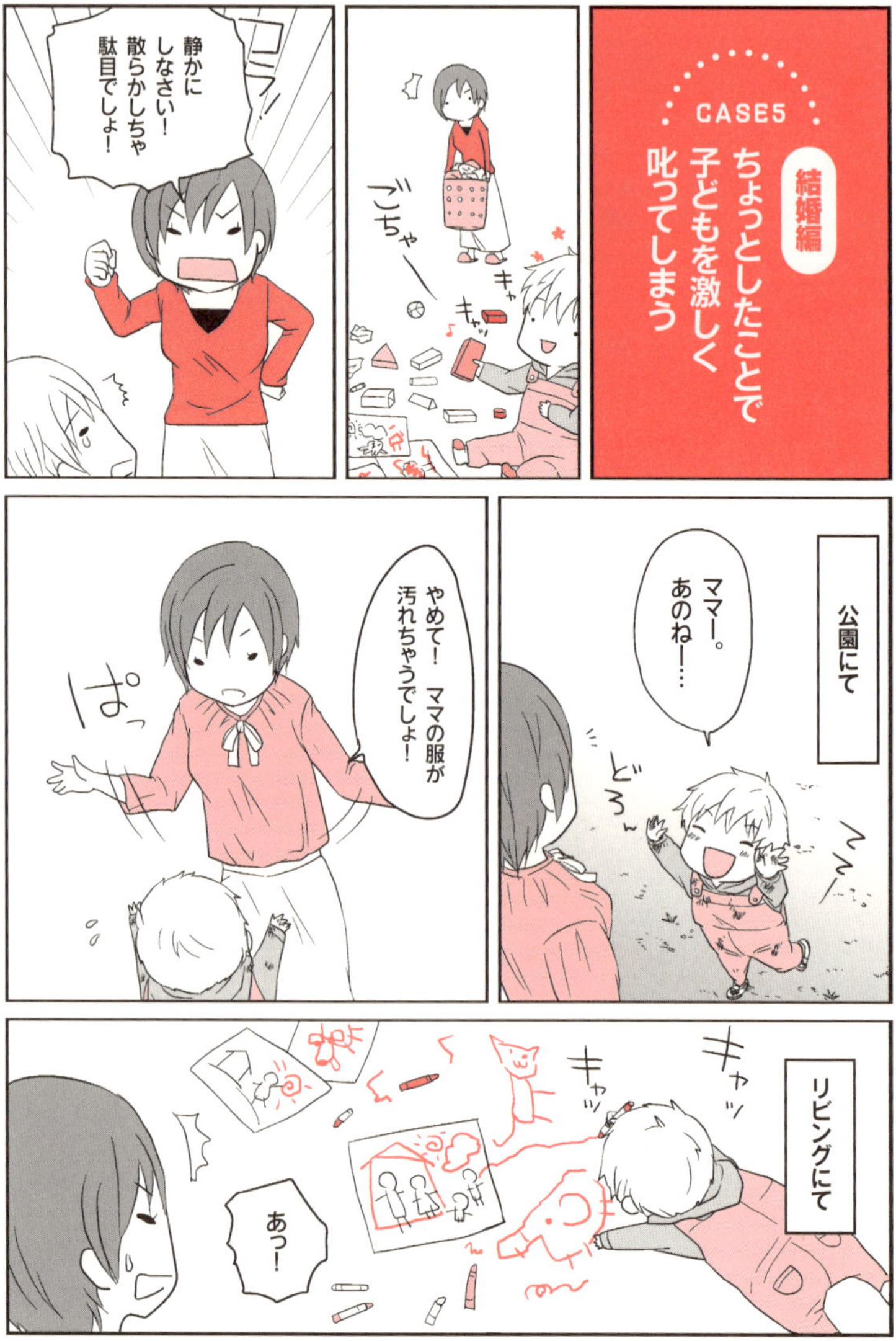
CASE5
結婚編
ちょっとしたことで子どもを激しく叱ってしまう
ごちゃ
キャ
キャッ
コラ!
静かにしなさい! 散らかしちゃ駄目でしょ!
公園にて
ママー。あのね!…
どろ～
やめて! ママの服が汚れちゃうでしょ!
ぱっ
リビングにて
キャッ
キャッ
あっ!

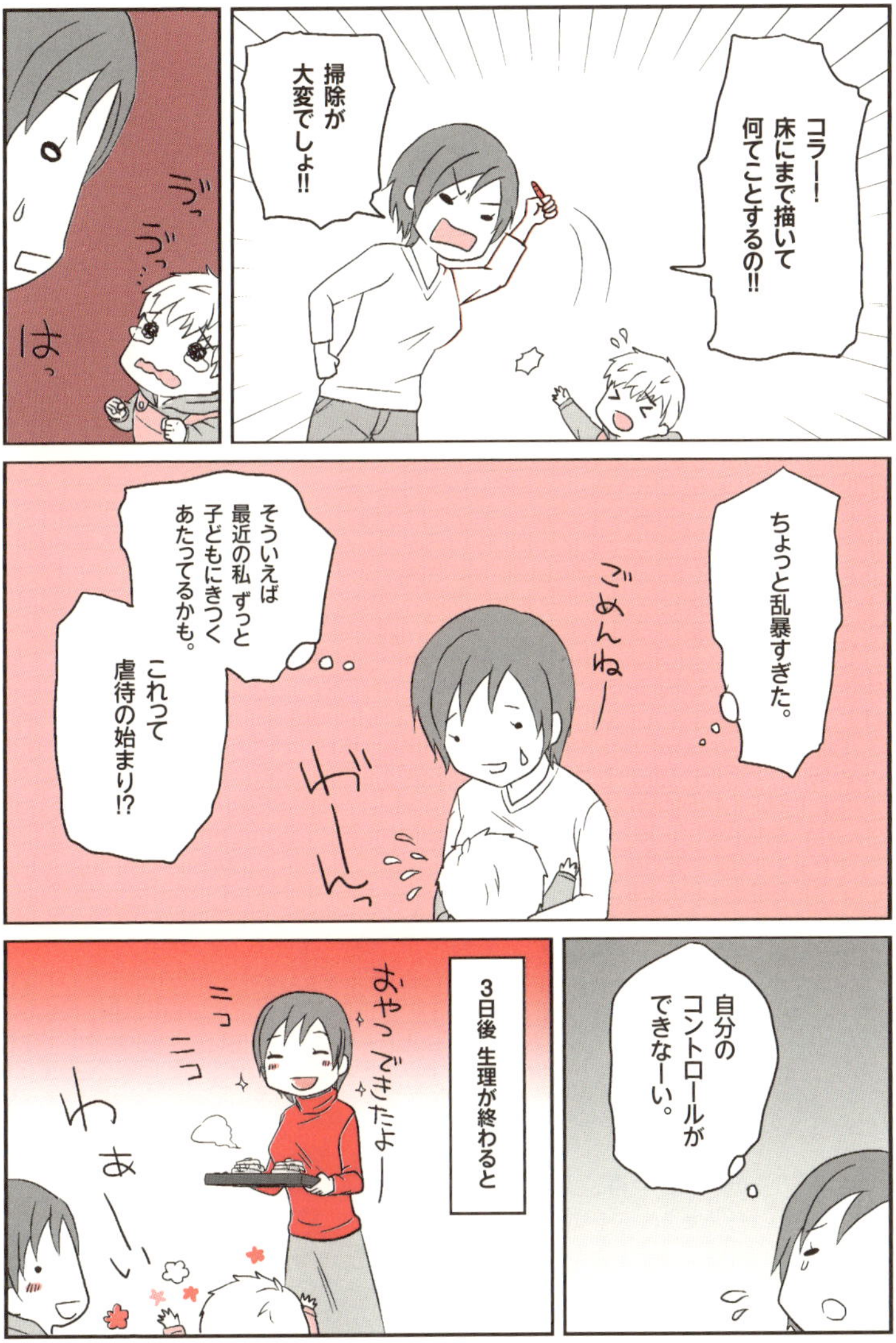
コラーー！
床にまで描いて
何てことするの!!
掃除が
大変でしょ!!
ぢっ
ぢっ…
はっ
ちょっと乱暴すぎた。
ごめんねー
そういえば
最近の私 ずっと
子どもにきつく
あたってるかも。
これって
虐待の始まり!?
びーんっ
自分の
コントロールが
できなーい。
3日後 生理が終わると
おやつ できたよー
ニコ
ニコ
わぁーい

CASE5

結婚編

ちょっとしたことで子どもを激しく叱ってしまう

★これって虐待？

池下　子どもができるとイライラの材料が増えるのでPMSのきっかけも増えます。子どもの自我をコントロールできないのは当然なんですが、**振り回されてカチンときたり、自分の思い通りにならなかったりすることがストレスになってPMSの症状が強くなってしまう**んです。そのストレスで、このマリナさんのように子どもにきつくあたってしまうことはよくあることです。そして、自分がしていることは児童虐待なんじゃないか、子どもは自分が虐待されていると感じてしまっているんじゃないかとすごく悩んで、病院にいらっしゃる患者さんがたくさんいます。そのような方にはじっくり話を聞いて、客観的に見て虐待ではないと判断できた場合には、それは虐待にはならないから大丈夫だよと言ってまずは不安を取り除きます。そして、叩いてしまったときは、子どもにごめんねって謝って、自分の手も同じように叩いて見せましょう。でも、もう叩いたりしないように気をつけなければいけませんよねと、アドバイスします。

子どもにとってお母さんはなくてはならない存在で、100％信じているから、虐待と受け取るよりもお母さんに捨てられたくないからお利口さんにしていなきゃ！と思うんです。**些細なことできつく叱ってしまったときは、ごめんねと素直に謝って、愛情たっぷりによしよしして子どもの心に傷を作らないようにしなくてはいけません。**そして、**暴力は繰り返してはいけません。**こういうことが２回３回と続いてしまうときは、**基礎体温と症状の日記（28～29ページ）をつけてみることが大切**ですね。結婚編のケース１「不満が爆発したり、言ってはいけないことまで言ってしまう」でも述べたＰＭＳカレンダー（112ページ）のような簡単なものでもいいです。生理日と、子どもにきつくあたってしまった日を書き込んでおく。いつも排卵後から生理前にそれが起こっていればＰＭＳだと分かります。それなら、まずは**漢方薬やピル、安定剤などのお薬を飲むことで、ある程度落ち着かせることができる**ものです。

石井　子どもにあたってしまうというのは、妊娠しているかもしれない妊婦性が排他的になる傾向が子どもに対しても出てしまうということなんでしょうか？　母性と矛盾しているようにも思いますが。

池下　妊婦性というのは、お腹の中の子どもを守る性ということなので、既に生まれている子どもに対しては、排他的な面が出てしまうこともあるのかもしれません。あとは、子どもって弱い存在だから、やはり自分でコントロールしたくなっちゃうんでしょうね。それも妊婦性の安全欲求から強く出てしまうんだと思います。

2、3歳になってものごころがつき、友達ができたり、自我を主張するようになってきたりするとお母さんのコントローラーで子どもの言動をコントロールできないでしょ。「ママなんて嫌い！」とか、「違うものが食べたい！」とかいちいち逆らわれるとカチンときてしまうんですよね。PMSにこれが重なるとイライラの極限ですね。

石井　僕のところにカウンセリングにいらっしゃる方でもマリナさんのような相談は本当に多いですよ。先生がおっしゃるように、やっぱりコントロールができない、ものごころのついていないお子さんを持っていらっしゃる方です。まずは、**コントロールの欲求は捨てなくてはいけない**というのが基本ですね。

それから、夫が子育てに関わっていない場合が多いです。奥さんだけに比重がかかりすぎていて、夫は頼んでもやってくれないし、母親がやって当然と思っていて「こんなこと世の中の母親はみんなやってるんだよ」とあしらわれてしまう。一生懸命家事をして子育てをして大変なんだと訴えてもたいていの夫は、「そうか大変だな」とは言ってくれなくて、「俺のほうがもっと大変だよ」「俺のほうがもっとストレスの中で戦って仕事をしてんだよ」と自分の理屈を言ってしまう。挙句は、育児休暇で家にいる奥さんに「おまえなんか俺の給料で食ってるだけじゃないか」と言ってしまう人もいるんですよね。でも、奥さんが育児ノイローゼ的にストレスがたまってしまっていて、それがPMSで過敏になっているときに、その理屈を通されて、夫が協力してくれないとストレスの矛先が子どもに向いてしまうということになりかねません。だから、**男性は、理屈を捨てて、女性に理解を示してあげてほしい**です。

★夫婦で一致した指針を持つ

石井　**子どもに対して怒ることは悪いことではない**んです。最近の幼児教育の現場では、子どものやりたいようにやらせて絶対に叱ってはいけないという教育がよしとされているところがあるようですが、だから〝Kids centered house（子ども中心主義の家）〟になっちゃうんです。そうすると子どもの情緒にお母さんは振り回されちゃうんですよ。子どもはまだ自分で正しい判断ができないから、基本的に親の権威に従って生きないといけません。暴君という意味ではなく、民主的な意味での権威です。いけないことをしたらきちんと叱る。**夫婦の間に一致した子育ての指針があれば大丈夫**です。例えば、どういうときならおしりをぶって叱ってもよいかなどを夫婦で話し合って決めておく。親が違う考えを持っていたら、子どもって自分の味方になってくれるほうに寄りますからね。それでは、いいも悪いも教えられません。それで親が振り回されて、子どもが理由で親がケンカしてしまうということにもつながってしまいますね。

子育てについての専門家のような、第三者的な相談者に、自分たちのルールが間違っていないか一緒に判断してもらえるとベストですね。そうすると、私はルールの中でやっています！という指針ができるから、女性は自分の行動をコントロールしやすくなるんです。自分の感情をコントロールしにくくても、基準があれば、その基準を守ればいいと思えるじゃないですか。基準の中でちゃんとやっていると思えば、自分を責めなくてすみますしね。夫も基準内なら君は何も悪くないよと言ってあげられます。こういう指針がないと、奥さんがそのときの気分で全てを決めなくてはいけなくなってしまいます。PMSのときは正しい判断ができるわけなくて混乱してしまう。夫に言っても夫も基準がないから収拾がつかなくなってしまうんです。**男性にも自分は教育者だという自覚と**

責任を持ってもらうためにも基準を話し合うことは大切です。

池下　夫婦の話し合いのタイミングは、女性の生理が始まってから、排卵までの間が一番冷静に話ができる時期なのでお勧めです。

まずは、**女性はPMSの時期は、無理をしないでください。**なるべくストレスをためないように、自分にとって楽なことをする。今日はママのための日だから、美容院に行く、エステに行くというのもいいと思います。子どもと全く接点を持たないというのは無理だけど、何時間か夫に見ていてもらうとか、おばあちゃまの家に連れて行くとかして、周りのサポートを受けられるといいですね。

ベビーサークルみたいに、PMSサークルを作るのもひとつの手だと思います。PMSのときは、一緒に悩みを分かち合えるママ友達がいるような。今ならネット上のコミュニティーも利用しない手はありません。ご近所のママ友や、同じ保育園のママ友には相談しにくいようなことも、ちょっと離れた人だと相談しやすいですからね。

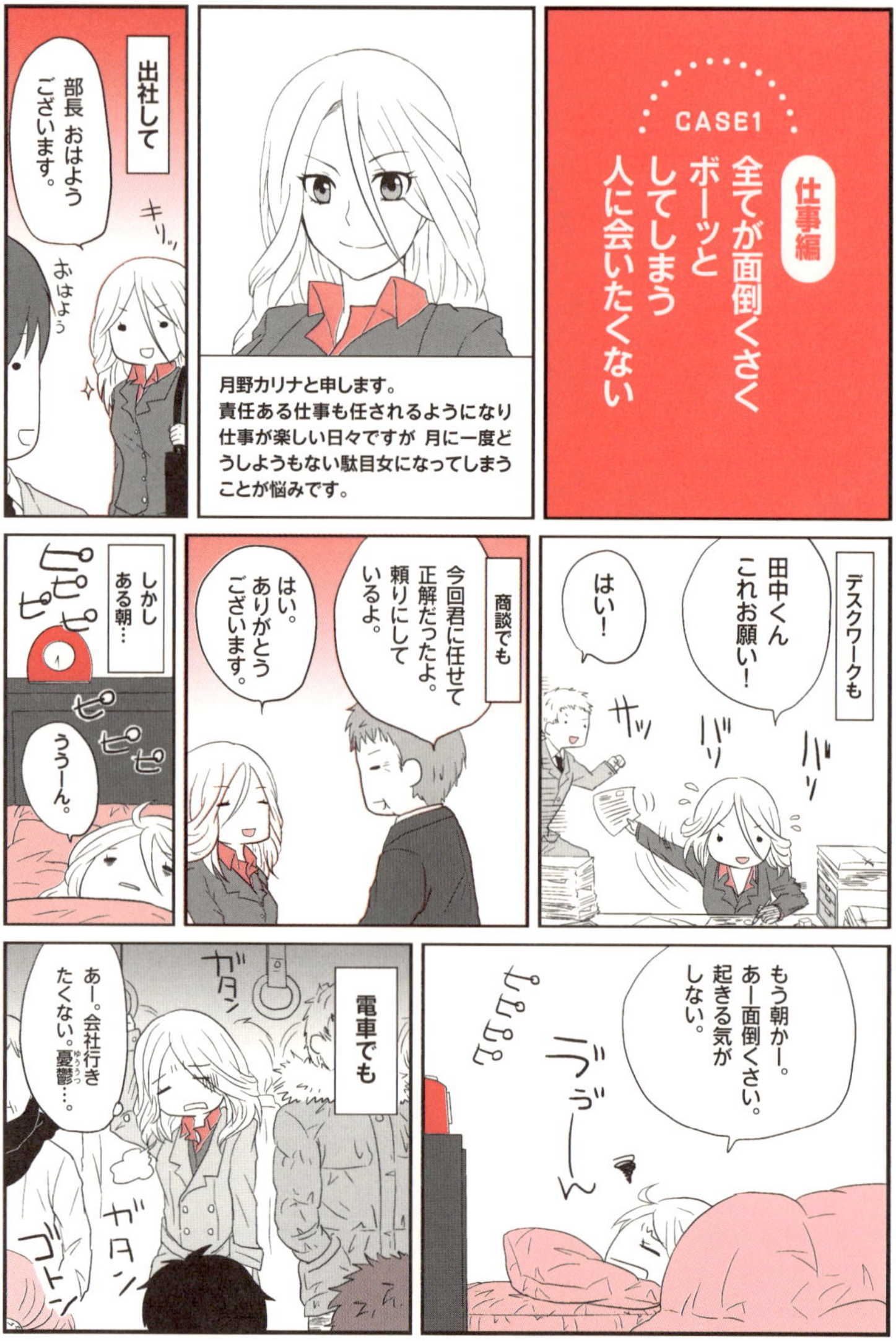
CASE1
仕事編
全てが面倒くさく
ボーッとしてしまう
人に会いたくない
月野カリナと申します。
責任ある仕事も任されるようになり仕事が楽しい日々ですが 月に一度どうしようもない駄目女になってしまうことが悩みです。
出社して
部長 おはようございます。
キリッ
おはよう
デスクワークも
田中くん これお願い!
はい!
サッ
バッ
バッ
商談でも
今回君に任せて正解だったよ。頼りにしているよ。
はい。ありがとうございます。
しかし ある朝…
ピピピ
ピピピ
うう—ん。
もう朝かー。あー面倒くさい。起きる気がしない。
ピピピピ
ゔぅーん
電車でも
あー。会社行きたくない。憂鬱《ゆううつ》…。
ガタン
ガタン
ゴトン

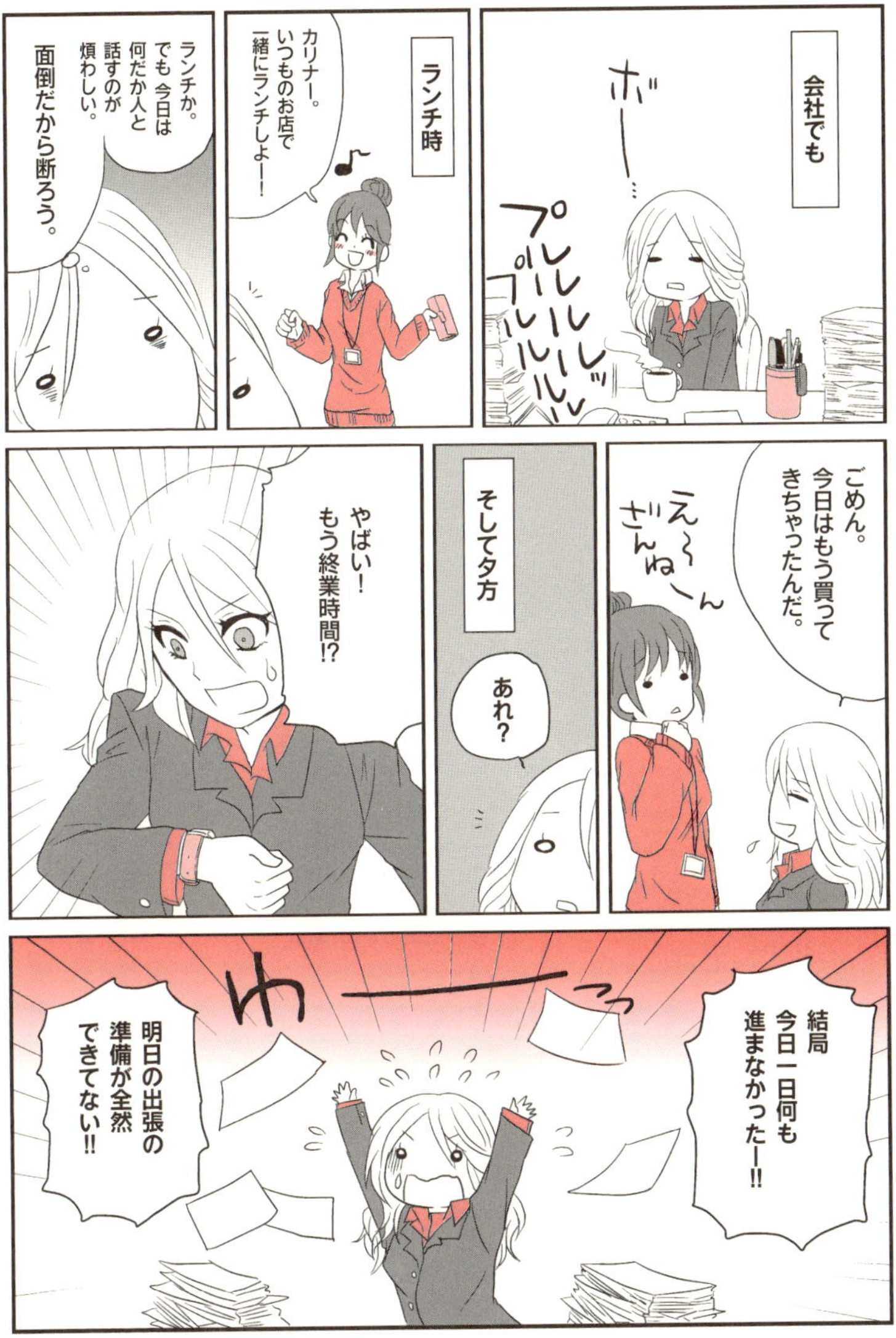
会社でも
ボー…
プルルルルッ
プルルルル
ランチ時
カリナー。
いつものお店で
一緒にランチしよー!
ランチか。
でも今日は
何だか人と
話すのが
煩わしい。
面倒だから断ろう。
ごめん。
今日はもう買って
きちゃったんだ。
えーざんねーん
そして夕方
あれ?
やばい!
もう終業時間!?
結局
今日一日何も
進まなかったー!!
わーっ
明日の出張の
準備が全然
できてない!!

CASE1

仕事編

全てが面倒くさくボーッとしてしまう、人に会いたくない

★仕事の緩急をつける

池下　**仕事ができる人、頑張り屋さんの人ほど、ＰＭＳの症状が強く出やすい傾向があります。**それだけストレスにさらされているからかもしれませんし、真面目な性格ゆえにかもしれません。**朝起きられないとか、無気力になってしまう**のは、結婚編に出ていたケース２「家事に無気力になり自己嫌悪に陥る」と同じ症状ですね。**好きな仕事のはずなのに憂鬱《ゆううつ》でしかたなくなったり、ボーッとしてしまう**のもＰＭＳでよく見られる症状です。

結婚編のケース４「細かいことに過敏になり、イライラしやすい」でお話ししたように妊娠しているかもしれない妊婦性になると排他的になるので、**人と関わりを持つことがおっくうになってしまう**こともあります。普段は社交的な人がＰＭＳの時期は付き合いが悪くなったり、そっけなくなったり、一切を遮断して家に引きこもってしまったり

してしまうんです。

カリナさんのように、バリバリ仕事をしている人の場合、基本的に賢い方だと思うので、**ＰＭＳを学んで正しく理解しておけば多くのことが解決する**のではないでしょうか。これらの症状が出てしまったときも、**自分の責任じゃないんだ！　ちょっとホルモン異常が起こっているからなんだ**ってうまく責任転嫁できて、自己嫌悪に陥らないですむと思いますよ。**自分の周期を把握しておけば、仕事の緩急もつけやすい**ですしね。例えば、頭が一番冴える生理直後の１週間には先の分まで仕事をこなしておくとか、ＰＭＳの時期には、可能な限り重要な仕事を入れないとか。そして、気力が出ないときは、単純作業をしたり、気持ちが沈んでいるときは、掃除や整理をする日にしたりして、仕事を調整できるといいですね。

日本では、労働基準法によって生理休暇というものが認められていますが、アメリカでは生理休暇やＰＭＳ休暇のようなものはあるんですか？

石井　アメリカの法律的なことについてまでは分かりませんが、子どもの運動会だとか、妻が病気だとか言えば休暇をとりやすい環境にあるようです。生理やＰＭＳに関しては、メディカルな理由で休暇は普通にとれると思いますよ。

池下　そうなんですね。でも、日本の場合、会社の体制的になかなか難しい問題ですよね。大企業ならなんとかなるかもしれないけど、中小企業でそれをされてしまうと、やっぱり困る。私自身も実際、クリニックで看護師やスタッフを雇っている経営者なのでよく分かるんですが、仕事が成り立たなくなってしまいますもんね。みんながＰＭＳ休暇を1日、2日、長い人は1週間とかとっていたら、ＰＭＳが関係ない男性や50代、60代の女性に負担がかかってきてしまいます。それでもしお給料が一緒だとしたらやっぱり不公平だなと思われてしまいますよね。時短とか半休ぐらいが現実的でしょうか。

石井　そうですよね。アメリカでも毎月何日も休んでいる人がいるかどうかまでは分からないですが、言いやすい環境があることは間違いないです。

池下　それですね！　体制うんぬんの前に**言いやすい環境というのが大切**なんですね。休むことまでは無理でも、ＰＭＳを宣言しやすい職場に変えていけるといいですよね。

★ 男性上司に相談する

池下　このマンガの部長さんのように**上司が男性のほうが相談しやすい**かもしれません。その上司も奥さんがいたり、もしかしたら娘がいたりするわけで、何で女はこんなに泣いたり笑ったりころころと変わるんだろうと日ごろ思っているものです。だから、「こういうときに奥さんはどうしてますか?」などとさりげなく聞いて、「それはPMSって言うんですよ」と、本だとかいろいろな資料を見せて説明すれば、「なるほどな、それは知らなかった。そう言われてみれば君たちもそうだよね」と理解してもらえるんじゃないかと思うんです。そして、できればそのときに、「だからこの時期には、重要な決断をしなければいけない仕事や正確さが必要な仕事は、私ひとりに任せないでいただけると安心です」などと言っておけたら完璧ですね。

でも、これが女性の上司だと、「え? 私たちだってそういうことはあったけど、誰にも理解されることなく、自分で頑張って乗り越えてここまで来たのよ。だから、あなたも我慢してやりなさい」と言われちゃうと思うんですよ。女のほうが厳しいんです。特に年配の女性は受け入れられない。何であなたたちだけこういう恩恵をこうむることができるの?って。状況の理解はできても、譲歩はできないんですね。

石井 嫁姑の関係に似ていますね。うちの嫁に何を教えてるんだ!とお姑さんがカウンセリングに乗り込んで来るときもありますよ。「私の時代には、嫁が言っているようなことはあたりまえにあった。そんなのは全部我慢してきたし、郷に入れば郷に従えなんだ」と言うんです。でも昔の話を言っていても何も問題は解決しません。

池下　年配の女性上司やそういうお姑さんたちが、今の生活でもう少し心休まるようなことが何かあれば違ってくるのかもしれませんが、それがない場合、きっと今までのうっぷんを部下や嫁にぶつけていくしかないんでしょうね。

だからやっぱり、**男性の上司を教育していくのが一番いい**と思います。**同僚の男性だって、奥さんや彼女がいれば理解してくれる**と思います。

石井　それはあるかもしれない。僕の本は、圧倒的に女性が買ってくれているのですが、男性のほうが、女性から読んでと言われて読むと意外とはまるんです。新しい知識だから興味を持つんですね。そして何より女性を理解したいと思っているから、そうなんだ！ってすごく理解を持つ男性が予想以上に多いんです。**男性は一般的に、理論的に納得できるとそれを実行に移そうとする能力に長けています**からね。これは男性の優れている特徴だと思います。私のセミナーでも、教わったことをすぐに試してみようと実行するのは女性より男性が多いです。だから、先生が男性の上司を教育せよとおっしゃるのは、なるほどなと思います。

池下　そうなんですよね。やっぱり男性の上司のほうが巻き込みやすいんですよね。上司がＰＭＳを理解してくれれば、ＰＭＳの時期の仕事内容を配慮してもらえる可能性も高いですね。「体調が悪くて、申し訳ございません。」と素直に話すことが必要な場面で「これだから女は困る…」と言われるのが嫌だと思って言わずにいると、身体に大きなストレスを抱え、ますますＰＭＳの症状を悪化させることにもなってしまいます。**日ごろから誠実さを持ち、上司と充分なコミュニケーションを持っていれば信頼を失うことはまずないということを理解して、素直に自分の体調のことを言える勇気を持たなくてはいけません**ね。

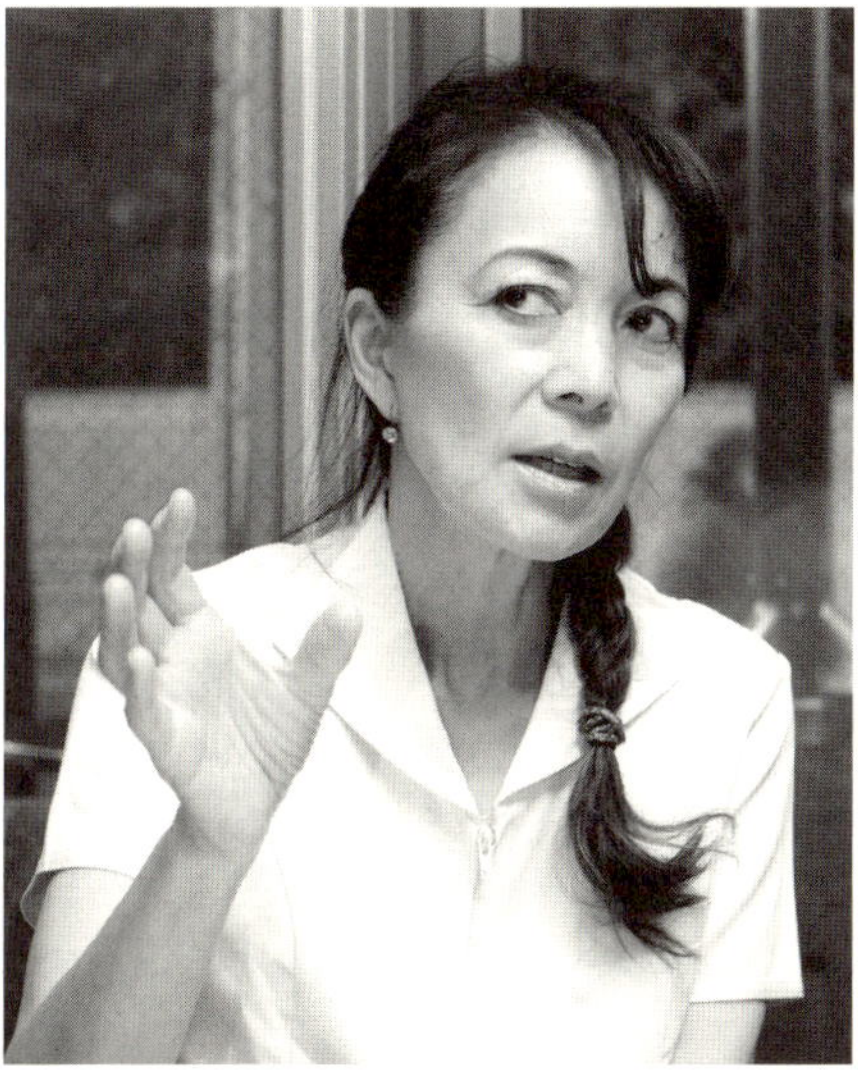

★男性を尊重しながら

石井　僕は、カウンセリングに来られるクライアントさんが、**ＰＭＳの時期の場合、話を八分目ぐらいにして聞く**ようにしています。ＰＭＳのときは、ものすごく悲劇のヒロインになったかのように話をされますからね。そういうのは、やっぱり男性側が理解して調整してあげないといけないですね。

女性が、ＰＭＳのことを言いやすい職場環境を作るべきだという話は、僕のセミナーでも教えています。女性が声をあげないと男性は知らないから、男のペースで組織を運営してしまうということが起こりやすいんですよ。男性はダイレクトに言われないと全く分からない。だから女性が勇気を持って伝えてほしいと思います。

今は、セクハラのようないろいろな概念が入ってきているから、ＰＭＳだって理解してもらえるはずです。セクハラは、もともと女性を守る概念ですからね。女性がＰＭＳのときに、それを理解されないで無理に何かを押し付けられたりしたら、抗議したっていいんです。大きな企業だったら労働組合もあるわけですしね。相談してみてもよいと思います。**現代日本社会の〝言える風土〟を利用して、ＰＭＳのことを言いやすいムードを作っていくことは、女性が社会への働きかけとしてできる新たな使命というか、大きな役割かもしれません**ね。

池下　女性は、ＰＭＳだけでなく、今後、結婚して妊娠して出産するかもしれないわけで、そうすると、つわりがあったり、産休があったり、復職があったりします。そういうことをふまえて社会を成り立たせるためには、**女性が男性社会を支配するのではなくて、男性社会の中の男性たちに、女性への理解を示してもらえるような教育をしていかなくてはいけないい**んだと思います。

石井　〝女性が男性社会を支配するのではなくて、男性社会の中の男性を教育する〟というのは素晴らしいポイントですね。

池下　**まずは、女性自身が、ＰＭＳのことを学び、自分の周期を把握して感情や仕事をコントロールする。そして次に、男性社会の中の男性を尊重しながら、教育して巻き込んでいく**ということです。

男性への教育が浸透して、職場で女性がＰＭＳマグカップを使っているときは、上司や同僚から仕事を気にかけてもらえるとか、30分早く仕事を切り上げて帰らせてもらえるとか、そのぐらいにまでになるといいですね。

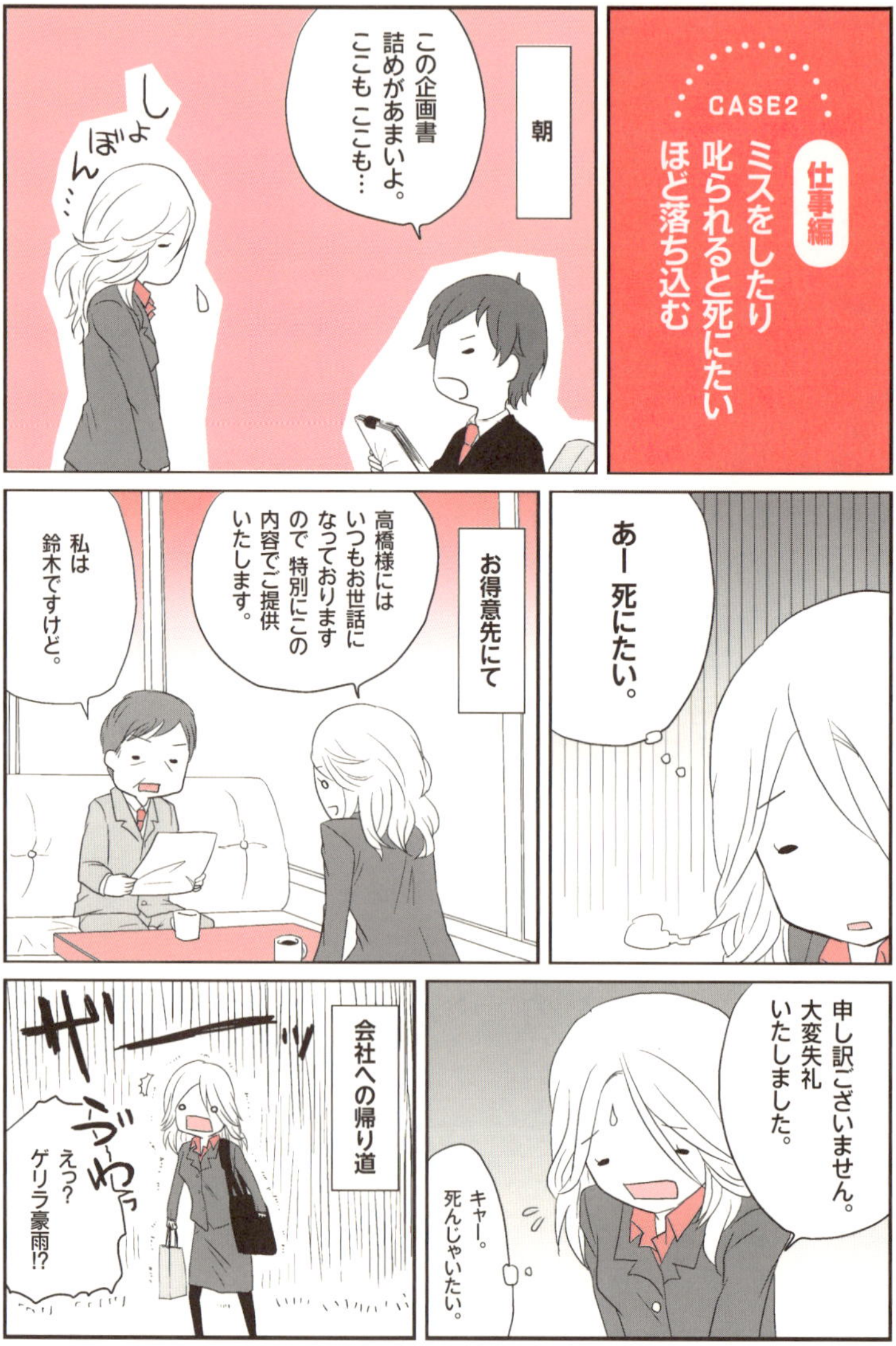
CASE2
仕事編
ミスをしたり叱られると死にたいほど落ち込む
朝
この企画書詰めがあまいよ。ここも ここも…
しょぼん…
あー 死にたい。
お得意先にて
高橋様にはいつもお世話になっておりますので 特別にこの内容でご提供いたします。
私は鈴木ですけど。
申し訳ございません。大変失礼いたしました。
キャー。死んじゃいたい。
会社への帰り道
ザーーーッ
うわ〜っ
えっ? ゲリラ豪雨!?

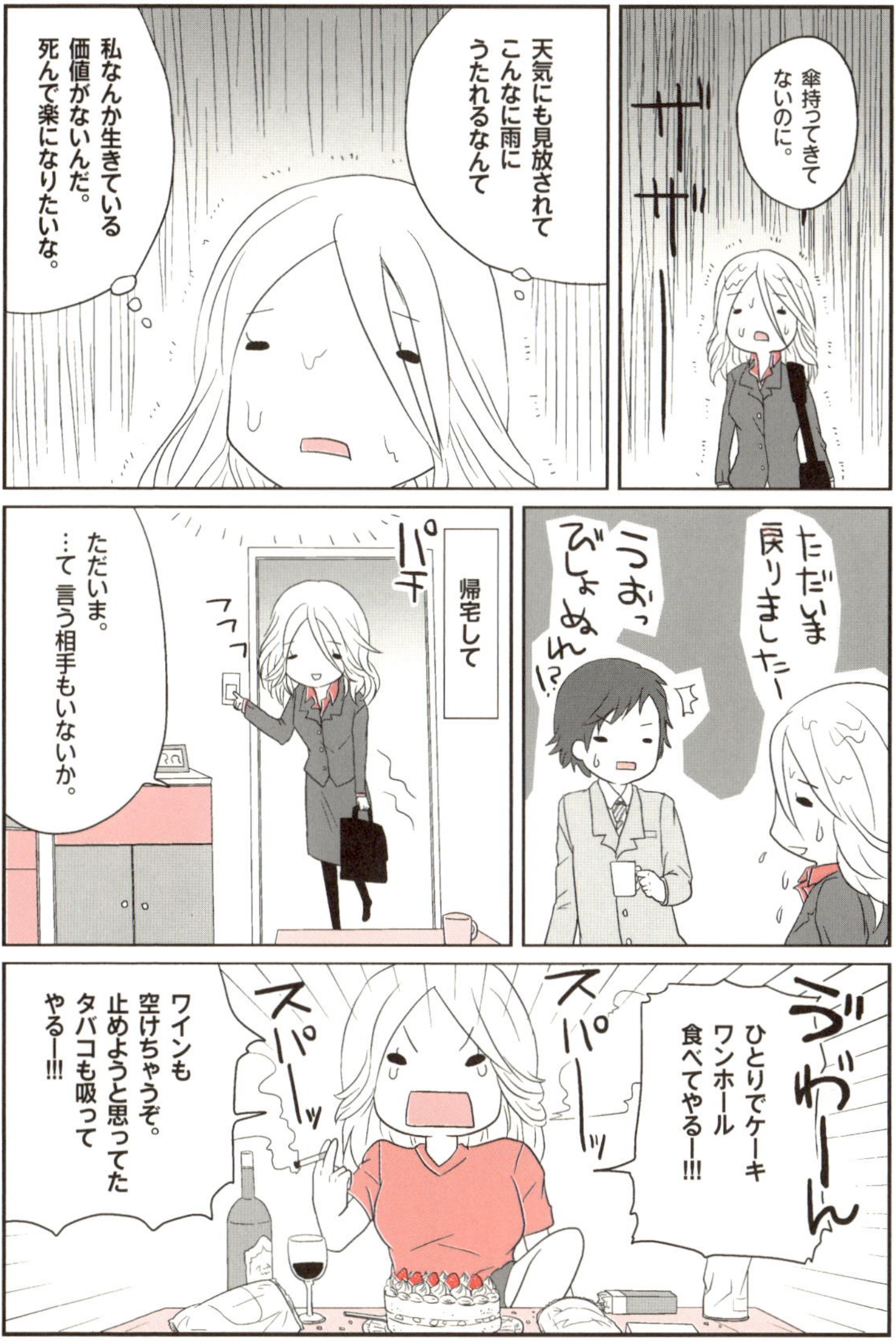
傘持ってきてないのに。
ザザーー
天気にも見放されてこんなに雨にうたれるなんて
私なんか生きている価値がないんだ。死んで楽になりたいな。
ただいま戻りましたー
うおっびしょぬれ!?
帰宅して
パチ
ただいま。…て 言う相手もいないか。
うわーん
ひとりでケーキワンホール食べてやるー!!!
スパーーッ
スパーーッ
ワインも空けちゃうぞ。止めようと思ってたタバコも吸ってやるー!!!

CASE2

仕事編

ミスをしたり、叱られると死にたいほど落ち込む

★自己卑下の極論

石井　**PMSの時期になると、小さなことで死にたくなってしまう女性は多い**です。恋愛編のケース5「不安を感じやすく、暗くなりやすくなる」のところでもお話ししましたが、女性は自己卑下しやすい傾向があるんですよね。そしてPMSになるとその傾向が強くなる。そんなときにミスが重なったりすると、気持ちがどんどん落ち込んでいって、強い自己卑下に陥り、悲観的な考えばかりが浮かんでしまうんです。そして、女性は、断定的で極端な言葉を口にしやすい傾向もあって、その傾向が、PMSの時期になるとさらに強くなるんです。この**自己卑下と極論が合わさって、ちょっとしたことで死にたいと考えたりするようになってしまう**んですね。でも、**生理が始まると、そんな死にたい気持ちはすっかり消えてしまいます。**

PMSの知識がないと、死にたいと思うことがこんなにあるなんて、自分は、何か精

神的な病気なのではないか、鬱《うつ》にでもなったのではないかと思ってしまったりします。そして、事実思考でPMSを知らない男性に、「おまえおかしいんじゃないか？」なんてズバッと言われようものなら、自分はやっぱり病気なのだと思い込み、心療内科に行ってしまう人もいるほどです。

心療内科や精神科に行っても、原因がPMSだと診断がつかずに、死にたい衝動にかられるのは、パニックディスオーダーだからだとか鬱《うつ》だからだとかいろいろな精神疾患の名前をつけられてしまうことがあります。男性のドクターの場合、特にPMSと診断されにくいんですよね。でも、実はただのPMSだったという人もけっこう多いんです。病気でもなんでもなくて、女性なら誰にでもあるPMSなんです。

だから、やたらと**落ち込みやすくなったり、死にたいと思うことが多いなと思ったら、まずは基礎体温表と日記（28〜29ページ）をつけてみることが大切**ですね。排卵後から生理の間にだけ死にたいと思うことが多いようだったら、それはPMSなんです。

池下　おっしゃる通りですね。カリナさんも、PMSの時期に、部長に怒られたとか、取引先でミスしたとか、その他プライベートでの悩みとかいろいろなことが重なって、死にたい、消えてしまいたい、このままそっとしておいてほしいという気持ちになっているんですね。

私のところの患者さんでも、毎月生理前になると「もう死にたい。今から死にます」と言って電話をかけてくる方がいました。死にたいと言うのが口癖になってしまっているんでしょうね。**死にたいと言うのは、消えてしまいたいとか、この場から逃避したいとか、逆に自分を認めて受け止めて欲しいとか、いろいろな思いから発される言葉**なんです。今までのケースでも何度も述べてきた、自己否定のひとつですよね。この思いの果てに、リストカットが癖になってしまう人もいるぐらいです。

ただ、「死にたい」と思ってしまうケースの中には、鬱《うつ》病の場合もあり、安易にPMSだから大丈夫だと片付けられないケースもあるので注意が必要です。

★PMSを楽しむ

池下 **「死にたい」と言うのは、逃避願望のひとつの現れ**ですが、逃避願望として現れるその他の症状として、**拒食症や過食症などの摂食障害や、買物依存症になる人も多い**です。カリナさんが、最後に、ひとりでケーキをワンホール食べてやる！と過食気味のことをしていますが、実際、極度のストレスを感じやすい職業の女性には、このように月に１回家にこもってひとりでケーキをワンホール食べてしまうという方が多いんですよ。

ＰＭＳのたびに、こういうことを繰り返すのは、血を見てすっきりするとか、過食、拒食、衝動買いをしてすっきりするとかいう逃避に依存が生じてしまっているんですね。逃避願望は誰にでもあることですが、それに依存し、生活に支障をきたすレベルにまでなってしまったら問題です。

落ち込みやすいときに、タバコやお酒などの嗜好品に走りやすくなるのも依存のひとつです。依存ではなくリフレッシュになる程度だったらいいとは思いますが。でも、**嗜好品はＰＭＳの症状を悪化させる要因になる**というデータもあるのであまりお勧めはできません。

石井　**ＰＭＳを逆手にとって楽しむぐらいがいい**のではないでしょうか。普段ダイエットをして甘いものを我慢している人が、ＰＭＳの時期だけは、ケーキをおもいきり食べちゃうとかね。

池下　そうですね。度が過ぎない程度であれば、やけ食い、やけ酒をして発散するぞー！というのもいいと思います。男性から見ると女性のこういう行動は、馬鹿げた行為に見えるかもしれないけど、こういうことを繰り返して、女の子は強くなっていくんだと私は思います。死んでやる！と落ち込んでしまって、内にこもって、食べられなくなってしまう場合は心配ですけど、**バーッとフラストレーションを発散することによって、気持ちを解決できるならいい**ことなんじゃないかなと思います。スポーツをして汗をかくとか、カラオケに行って歌いまくるとかでもいいですよね。

石井　それから、**周りにＰＭＳを知っている人がいると心強い**ですよね。知っている人同士だと、ＰＭＳだから仕方ないよねと言い合えるから。こういう存在はけっこう大切です。

うちの妻がアメリカにいたときは、周りがみんなＰＭＳを知っていたから、ＰＭＳのときは、「今夜はクラブに行こう」と言って発散に付き合ってくれたりするのがあたりまえみたいなムードがあったらしいです。そういうことがあると、ＰＭＳを理由にしていろいろなことができるから、逆にＰＭＳのときが楽しみになったりするんじゃないでしょうか。そういう考え方ができるといいと思いますね。**ＰＭＳを楽しんで、我慢はしない**ということです。

池下　そういう友人が周りにいる環境ってベストですね。まずは自分がＰＭＳであることを認識して、感情をコントロールしなくてはいけないとは思いますが、周りの人が知っていると、本当に心強いです。

ＰＭＳサークルを作ろうとか、男性を教育しようとか、今までのケースでいろいろお話してきましたが、**ＰＭＳが周知のものになることが一番の理想**です。友達が突然「死にたい」だなんて言ってきたら、びっくりしてしまうと思いますが、ＰＭＳを知ってさえいれば、「今、ＰＭＳだからじゃない？ 生理はいつなの？」と気づかせてもらえますしね。女性同士だと、ＰＭＳのつらさを共感してもらえるからなおさら心強いです。そして、ＰＭＳならパーッと遊びに行ってすっきりしよう！ってなれますもんね。日本もアメリカのようにＰＭＳが一般的に認知されるようになればいいなと思います。

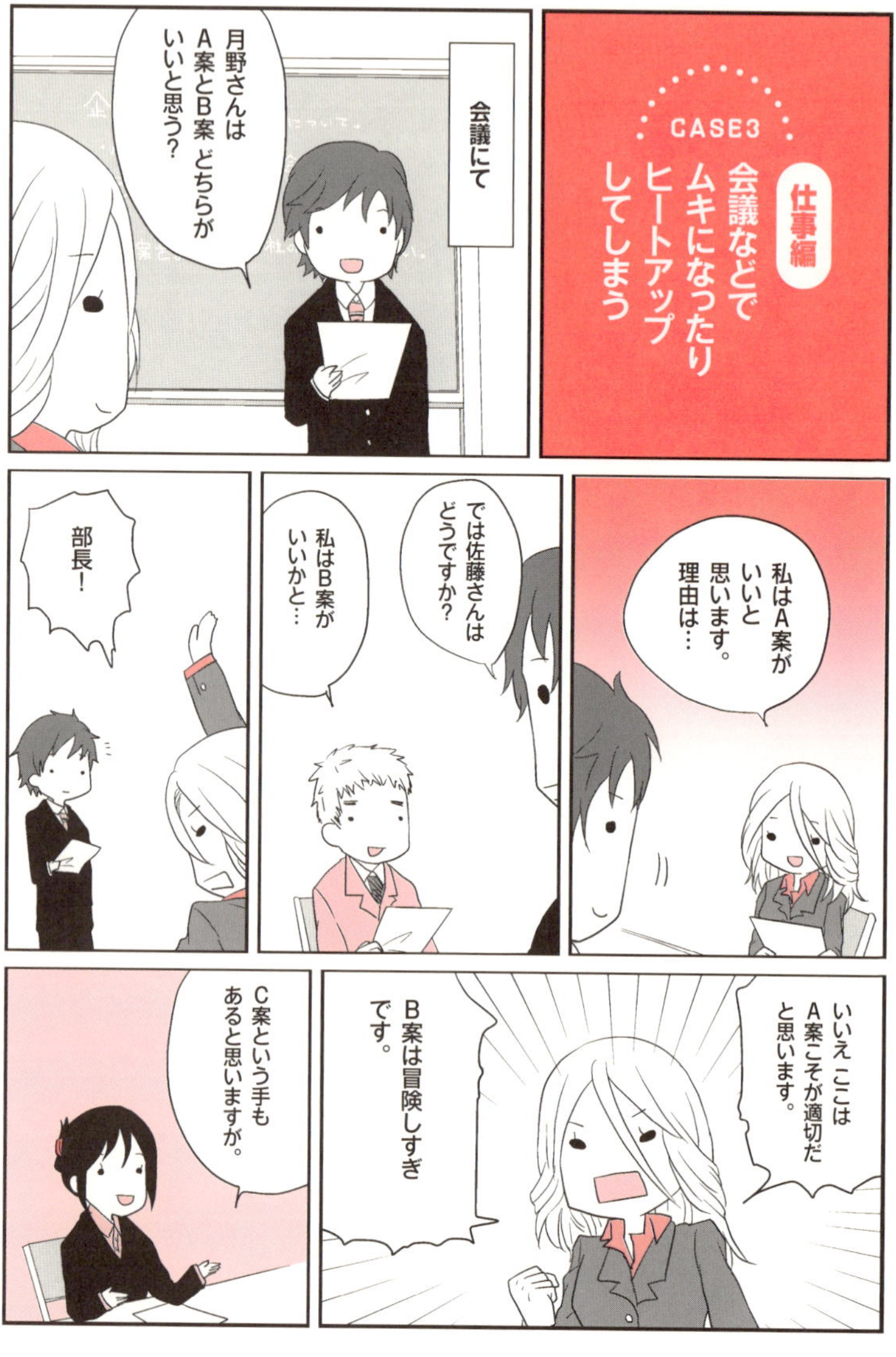

CASE3
仕事編
会議などでムキになったりヒートアップしてしまう
会議にて
月野さんはA案とB案 どちらがいいと思う?
私はA案がいいと思います。理由は…
では佐藤さんはどうですか?
私はB案がいいかと…
部長!
いいえ ここはA案こそが適切だと思います。
B案は冒険しすぎです。
C案という手もあると思いますが。

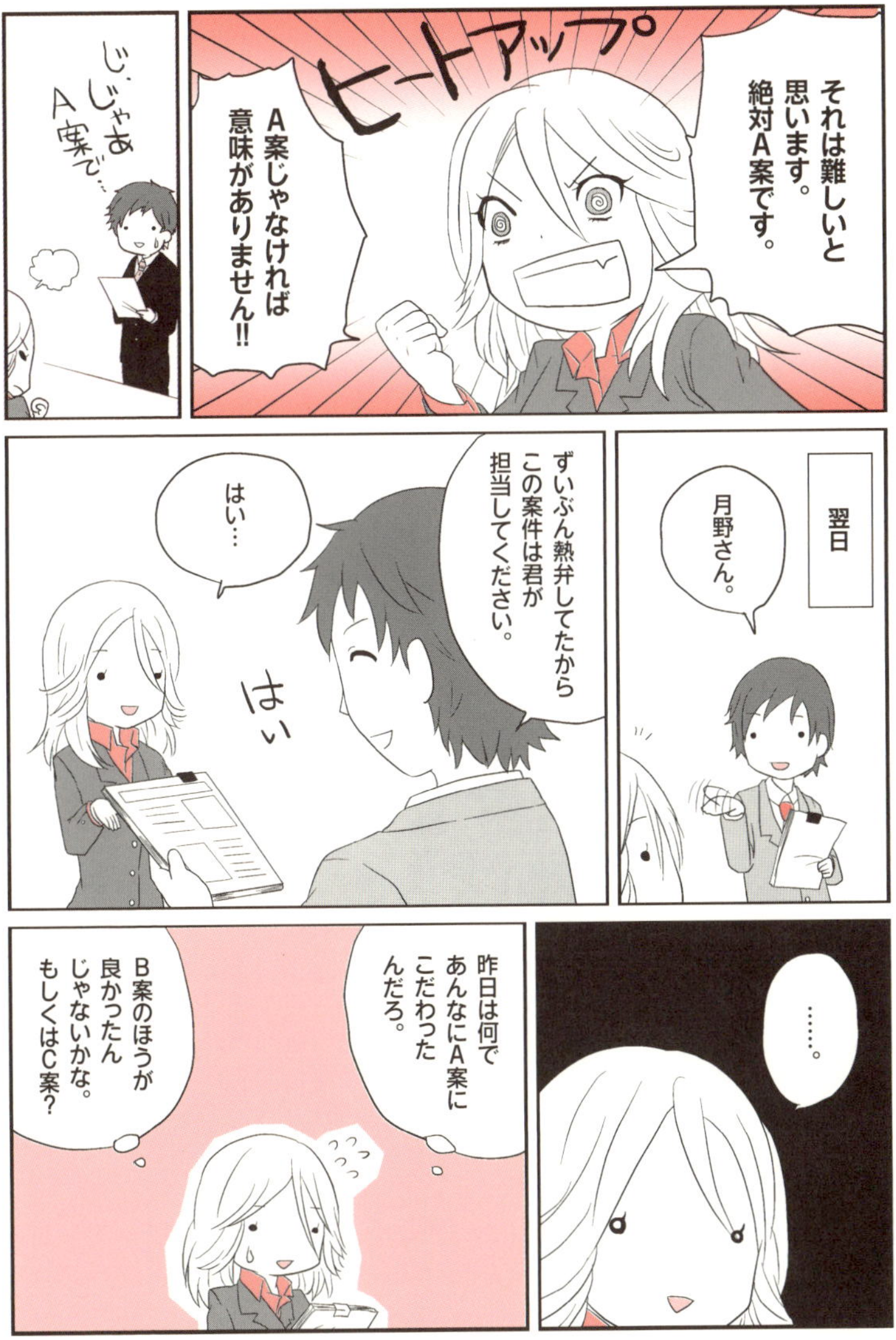
それは難しいと思います。絶対A案です。
ヒートアップ
A案じゃなければ意味がありません!!
じ、じゃあA案で…
翌日
月野さん。
ずいぶん熱弁してたからこの案件は君が担当してください。
はい
はい…
……。
昨日は何であんなにA案にこだわったんだろ。
B案のほうが良かったんじゃないかな。もしくはC案?

CASE3

仕事編

会議などでムキになったり、ヒートアップしてしまう

★周りの協力を得る

池下　ＰＭＳの時期は、カリナさんのように**ヒートアップしやすくなることが多くなります。**性格的なものもあると思いますが、今までのケースにも出てきたように、女性ってもともと断定的なことを言うのが癖の人って多いですからね。それがＰＭＳのときになると余計強くなって、我を通したくなってしまうということがあるようです。

それから、自分で歯止めがきかなくなるからということもあると思います。それで、カリナさんのように後になって、あれ？　あのとき何であんなにムキになったんだろう、そこまでこだわることじゃなかったんだけど、ということになるわけです。それで、後で恥ずかしい思いをしてしまったという経験がある人も多いのではないでしょうか。

だから、**可能であれば、会社の中で重大なことを決めなくてはいけないときは、なるべくＰＭＳの時期をはずす**とか、**ＰＭＳの時期じゃないときにある程度提案しておいて、**

当日はあまり首を突っ込まないで客観的に臨むだけにするとかできるといいですね。

石井 カリナさんのように、ヒートアップしてしまう人は、僕の周りにもいっぱいいます。PMSのときに**攻撃的になる、ムキになりやすい**というのは、すごく多くみられる現象です。

これは、仕事で出ると支障をきたしてくるので、**周りの人が指摘してあげるといい**ですね。「君はすぐにムキになる」とか、「女性は感情的になるから困る」などと言って人格的な問題のように言うと傷つけてしまうから、「ちょっと熱くなりすぎてるんじゃないか。落ち着いて」と柔らかく言うくらいがいいと思います。言われないと自分が攻撃的になっていることに気がついていない場合が多いですからね。自分では変わっていないつもりでも、パートナーや周りの人から見るとす

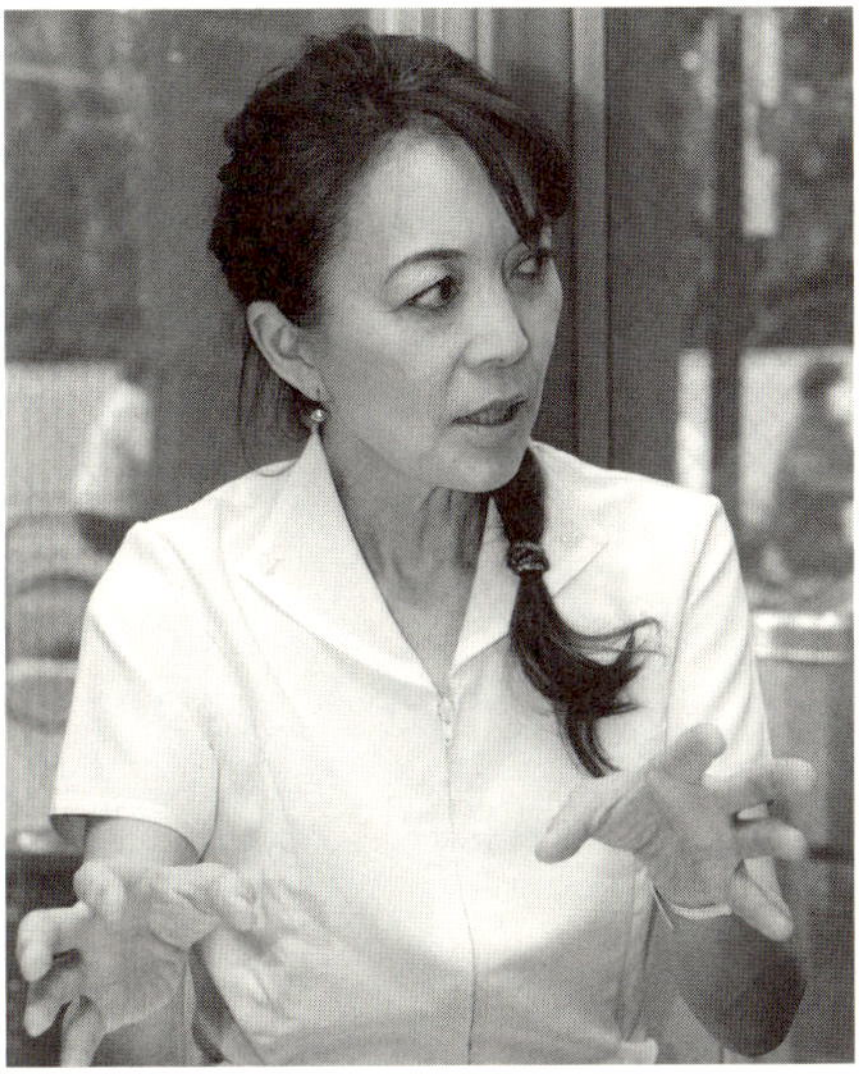

ごく変わっているということは多いので、言ってあげることは親切だと思いますよ。恋愛編のケース1「些細なことで怒りっぽくなり、ケンカをふっかけてしまう」でもお話ししましたが、僕は、著書やセミナーなどで男性に、PMSの時期の**女性は、魔物に変わる**んだと教えています。それぐらい、豹変してしまう人もいるんです。

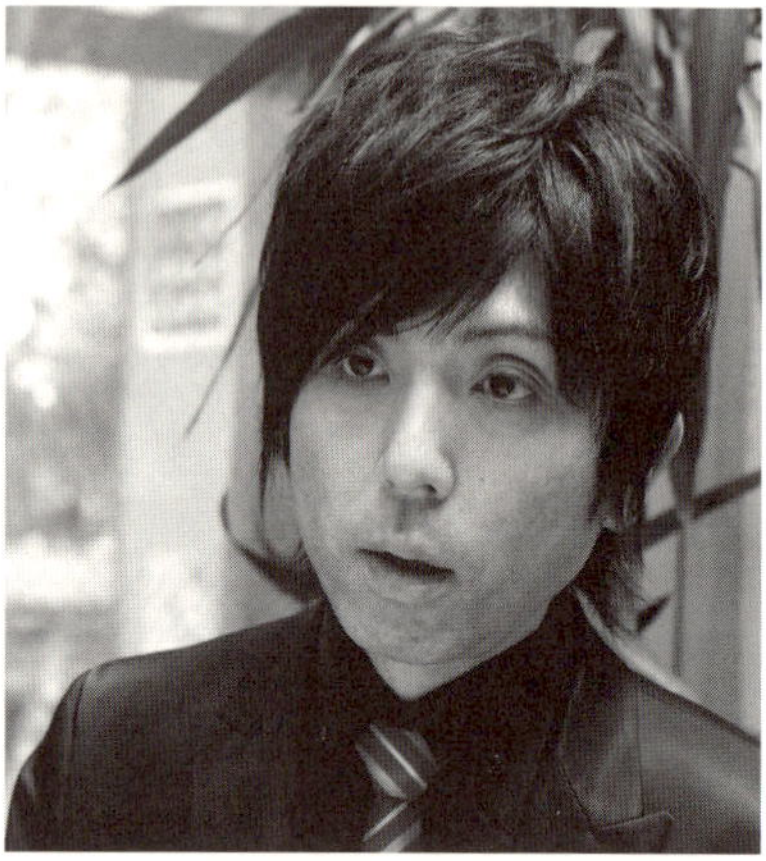

先生もおっしゃっているように、**重要な決断をしなくてはいけない場面には、PMSの女性はなるべく関わらないほうがいい**と思います。でも、どうしても参加しなくてはならないときはありますよね。PMSだから私をはずしてくださいとは言えない場合もあります。

そのときは、**自分がPMSであることを同席する男性に知らせておく**といいと思います。

明らかに症状が重いと自覚している人は、その場をしきるリーダー的な人に、普段からPMSの時期を知っておいてもらうことが一番いい解決方法だと思います。

ただ、それにはやはり、女性が、**上司や同僚の男性にそれを言える環境がある、男性**

が女性に対してPMSのことを言える信頼関係があるということが大前提です。男性がPMSのことを口にすると、セクハラだと言われてしまう危険性がありますからね。実際、男性は、生理と聞くと、すぐにセックスに結び付けて、動物的な方向に考えてしまう傾向があります。だから、男性にPMSの知識を正しく教育しておくことは、必要不可欠なんです。男性からは言いにくい話ですので、まずは女性から相談するほうがいいですね。

池下 そうですね。男性のサポートは大切ですね。会社全体に協力を求めることは難しくても、直属の上司にだけでも、「私、今ちょっとPMSで自分をコントロールできないことがあるので、もし過剰になっていたら合図を送ってください」などと言っておいて、会議でその女性が異常にヒートアップしてるなと感じたときには、上司が発言を代わってくれたりしてもらえたらいいですね。まさか会議の出席者みんなに、私は今PMSなので私の話は八分目で聞いてください。なんて言えないですもんね。そんなのふざけているとしか思われない。

それに、いくら自分自身が、PMSだから気をつけなきゃと思っていても、いざプレゼンを始めると、結局どんどんヒートアップしていって、言葉もきつくなって、これじゃなきゃ駄目なんです！とか言ってしまうのが落ちですからね。

★ＰＭＳと向き合う

石井　僕のところでは、女性が、情緒不安定な自分を乗り越えるためのウーマンズスタディーというのをやっています。

妻が中心になって、女性を対象に教えているものなのですが、これは、女性特有のＰＭＳや、女性という性からくる傾向などを理解しながら、正しい視点の持ち方などを学んでいくというものです。感情をどうやってコントロールするかなども学びます。心配の乗り越え方などについてもです。この学びを通して、女性としての健全な自尊が増して、気持ちの持ち方ががらりと変わる人もいますよ。

だから、このセミナーで学んだ女性は、ずいぶん劇的に自分をコントロールできるようになります。女性も、**ＰＭＳを正しく学んで、メンタルをよりブラッシュアップすることはすごく大切**なんですね。そうすることで、ヒートアップしそうな自分をコントロールするなど、ＰＭＳをうまく乗り越えていく術を身に付けられるんです。

恋愛編のケース１「些細なことで怒りっぽくなり、ケンカをふっかけてしまう」で男性はサーファーになれとお話しました。女性の押し寄せる感情の波には、上手に乗るのです。そうすると、波に正面から体当たりしてしまったり、飲み込まれてしまう危険を回避できます。**女性にも自分の感情の波に乗れるようになってもらいたい**ですね。自分が攻撃的になっていることに自覚がないと改善のしようがないですけど、自覚すれば、どうすればいいかがおのずと見えてきて、それだけでずいぶん変われると思うんです。進歩があると思いますよ。

池下 そうですね。私の患者さんも、基礎体温表と日記（28〜29ページ）をつけて自分の身体や症状と向き合うだけで症状が回復に向かう人がいます。リズムや原因が分かったことで、石井さんがおっしゃるようにうまく乗り越え、コントロールできる術が分かったり、それが分かることで安心してストレスが軽減されるんでしょうね。**PMSの症状の改善には、自分を知ることが一番大切**なんです。

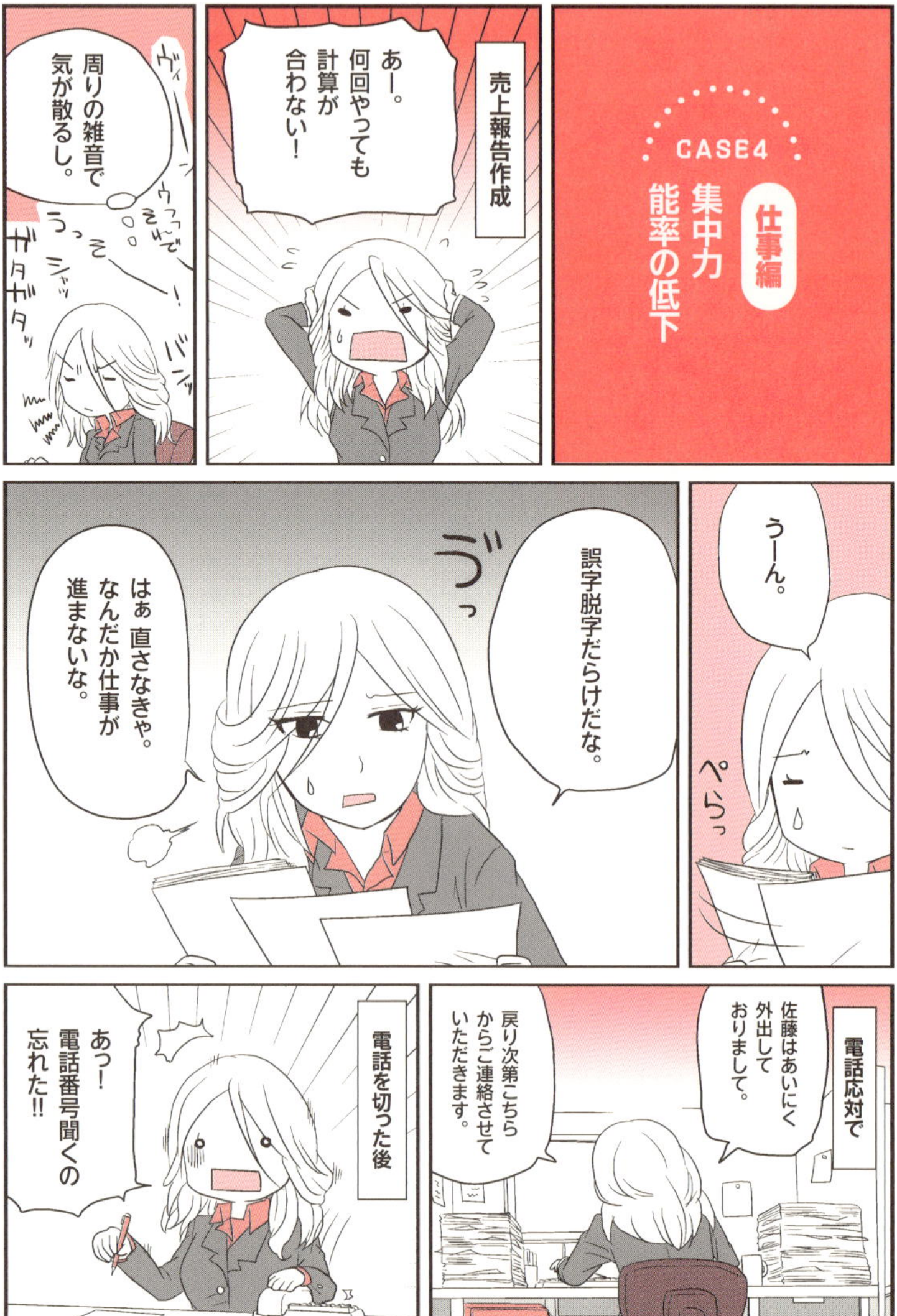
CASE4
仕事編
集中力 能率の低下
売上報告作成
あー。何回やっても計算が合わない!
周りの雑音で気が散るし。
バンッ
うーん。
ぺらっ
誤字脱字だらけだな。
ゔっ
はぁ 直さなきゃ。なんだか仕事が進まないな。
電話応対で
佐藤はあいにく外出しておりまして。
戻り次第こちらからご連絡させていただきます。
電話を切った後
あっ! 電話番号聞くの忘れた!!

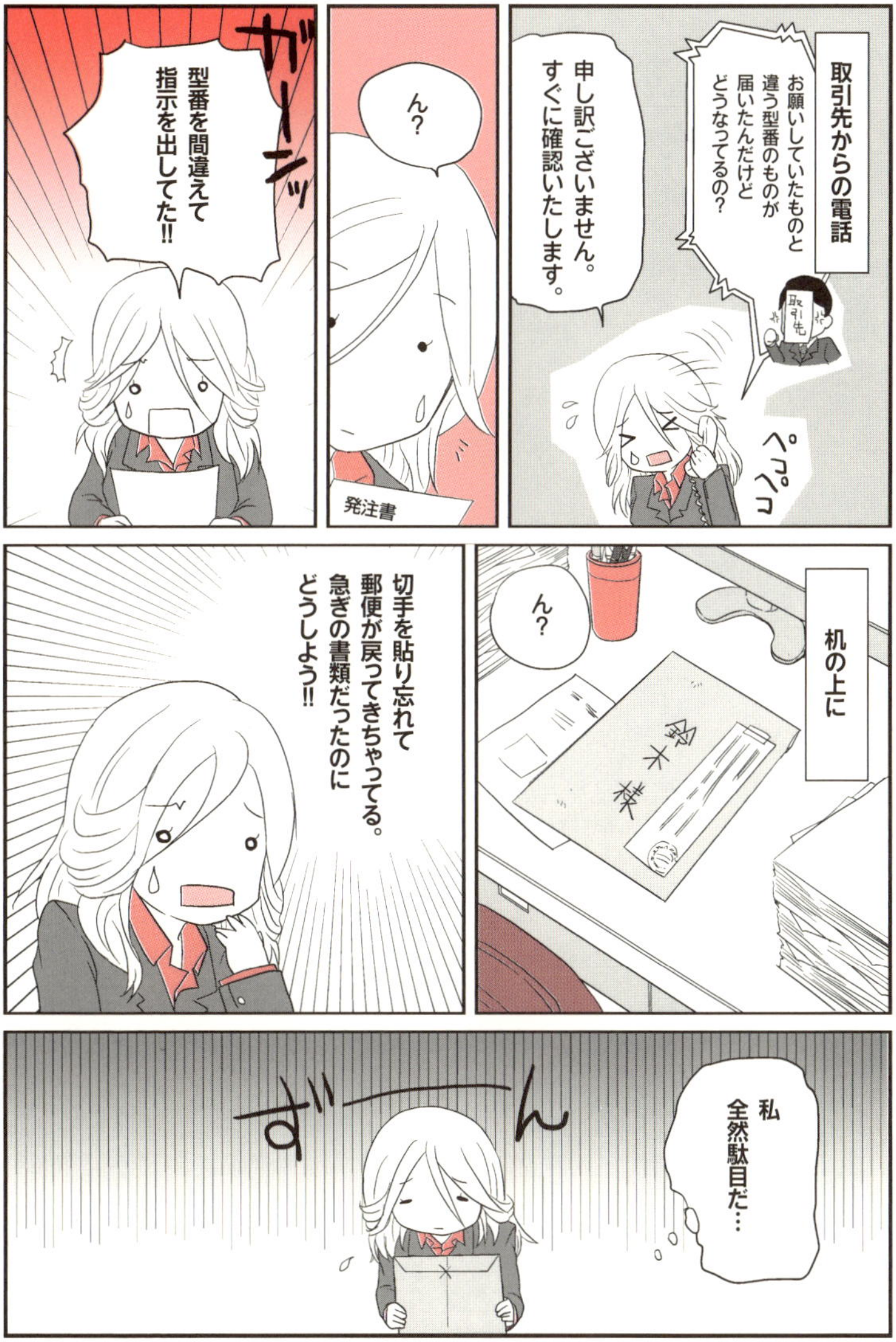
取引先からの電話
お願いしていたものと違う型番のものが届いたんだけどどうなってるの？
取引先
申し訳ございません。すぐに確認いたします。
ペコペコ
ん？
発注書
ガーンッ
型番を間違えて指示を出してた!!
机の上に
ん？
鈴木様
切手を貼り忘れて郵便が戻ってきちゃってる。急ぎの書類だったのにどうしよう!!
ずーーん
私全然駄目だ…

CASE4

仕事編

集中力、能率の低下

★できなくて当然

池下 ＰＭＳの時期は、このようにミスがものすごく多くなります。**集中力が続かなくて仕事がはかどらなかったり、気が散りやすかったり、計算ミス、記入ミスをしてしまったり、物忘れがひどかったりと、びっくりするようなうっかりミスが続く**ものです。これは、五感がにぶっている時期だから仕方のないこと。**できることなら細かい仕事はやらないほうが得策**でしょう。

今までのケースでもお話ししましたが、女性は自己卑下しやすい傾向があり、ＰＭＳになるとその傾向が強くなります。そのようなときに、こういうミスが重なると、気持ちがどんどん落ち込んで、強い自己卑下に陥り、自分を追い込むような考えばかりが浮かんでしまうようになったりします。鬱《うつ》になったり、自殺願望まで出てくる人もいるほどです。そんな悪循環に陥ってはいけません。特にカリナさんのように**普段仕事ができる**

人は、駄目な自分が許せなかったり、できないことに人一倍落ち込んだりしやすいものなので注意が必要です。

PMSの時期は、疲れやすいですし、不手際があっても大きく影響しないような仕事にシフトできるといいですね。能率だとか、正確さだとか、ノルマだとかは考えなくてすむ仕事をするほうがいいと思います。**できなかった仕事は、PMSの症状が軽くなってから挽回すればいい**んです。こういう時期は女性なら誰にでも必ずあるわけで、月に1回2~3日のことですから、**いつもと同じように全力でめいっぱいやろうとしなくていいんです。いつものようにできなくて当然**なんです。だから、**6、7割程度できればよしとしてもらう。**自分もそれでよしとするように心がけてください。何度も言うようですが、**できないことにストレスを感じすぎないようにすることが大切**です。私が悪いんじゃない、私の脳のセロトニンが悪いんだって思っていればいいんです。

ただ、仕事は仕事ですから、ミスも仕方ないではすまない場合もあります。例えば、うちでは、ナースが患者さんとダイレクトに会って話をしたり、採血をしたり、注射をしたりするときにミスがあると、大変なことになります。だから、PMSでミスをしやすいと本人が申告してくれれば、カルテの伝票貼りをしてもらうとか消毒やお掃除をして

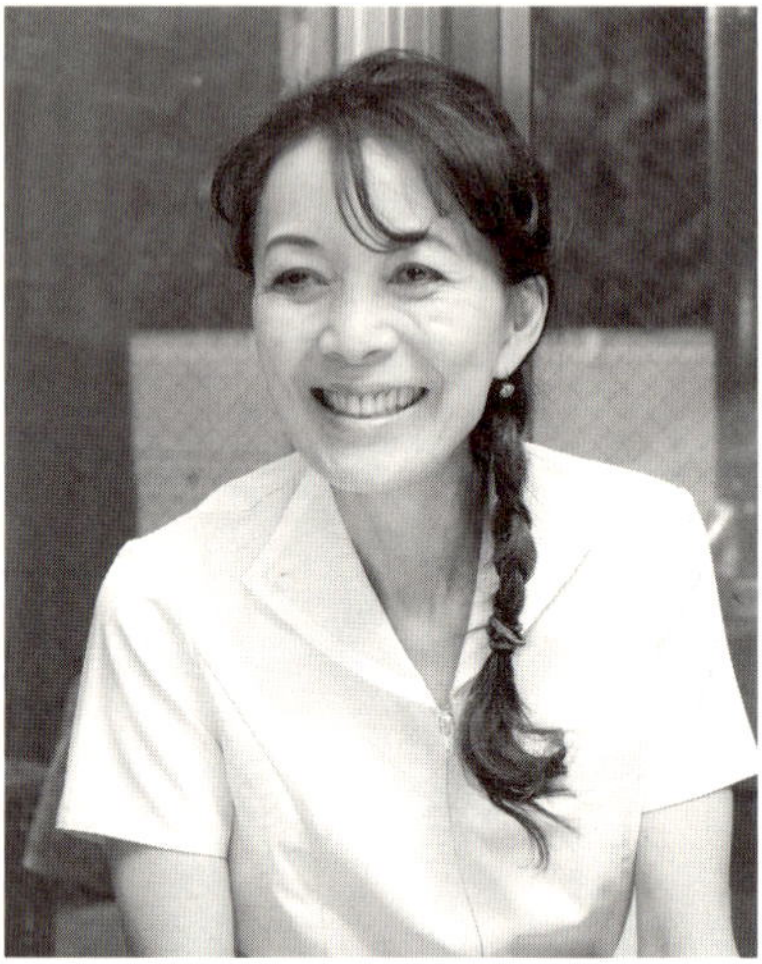

もらうとか、できるだけ直接患者さんに接しない裏方業務に入ってもらっています。

代わりの人がいない職場もあると思いますが、そのときは、**上司や男性の同僚が注意を払って一緒に確認しながら進めてもらう**しかないです。「私、今PMSでミスが多くなってしまっているので、一緒に確認していただけないでしょうか」などと伝えて、サポートを得られるといいですね。そのためにはやはり、まずは男性の上司や同僚にPMSについて事前に教育しておく必要がありますが。

石井　PMSになるとミスをするたびに泣く女性というのがいます。例えばうちのスタッフでも「もう辞めたいです」と言って来るのはだいたいPMSのときだったりします。

あとは、判断ミス。何かを忘れてしまったとか、単純なミスというのは、やはりPMSのときに多いと思います。スタッフがPMSかどうか毎日確認しているわけではないですが、何か問題が上がってきたときには、その人がPMSかどうか確認するようにしています。そういう風に、**スタッフを管理するのも、経営者や管理職の役目**であると思います。

池下 そうですね。ＰＭＳで生じるこういうトラブルのときに、周りが何も声をかけないで放っておくと、本人はできない自分にストレスを感じて、余計にＰＭＳの症状が強くなり、さらにミスを連発してしまうかもしれませんよね。「今、もしかしてＰＭＳ？ それならこっちの仕事を手伝って」などと声をかけてサポートしてあげることが大切だと思います。

本人も何かミスしてしまっても深刻に考えすぎないで、「ＰＭＳっちゃったー！」とか言って、ＰＭＳだから失敗しちゃったんだという大義名分にしちゃえばいいんじゃないでしょうか。**ＰＭＳは誰にでもあることで、どんな優秀な人でもミスっちゃうんだよ、日常茶飯事に起きることなんだよ。という感じで開き直ればいい**と思います。

★心と身体のセルフケア

池下 根本的な話になりますが、**日常生活の見直しも必要**かもしれません。忙しく働く女性は、食生活が乱れていたり、寝不足ぎみだったり、運動不足だったりする傾向が多いと思います。そういうことは、自律神経系を乱したり、血流を悪くさせたりする原因になるので、PMSにもつながります。

例えば、**食事は、朝昼晩バランスよく食べることが大切。**朝食べないで、お昼にいっきにドカ食いをしたり、いきなり高カロリーのお菓子を食べるなどすると、血糖値が急激に上がり、急激に下がるので、疲労や憂鬱《ゆううつ》感を招いたり、攻撃的な性格を生み出したりしやすくなります。仕事編ケース2の「ミスをしたり叱られると死にたいほど落ち込む」では、やけ食いも発散になるなら仕方ないとお話ししましたが、それをしょっちゅうやっていてはいけません。

カルシウム、ビタミンCを多く含む食材は、神経を落ち着かせる働きがあるので、たっぷりとるといいですね。外食が多い方はサプリで補うのでもいいと思います。

運動は、ウォーキングや水泳、エアロビクスなどの全身運動がお薦めですね。でもあまり無理せず、1駅分歩くとか、**仕事の合間に軽いストレッチをするだけでも気分がすっきりする**と思いますよ。それから、**ゆっくりお風呂に入ってリラックスし、早く寝るように心がける**ことも大切です。

石井　そうですね。**PMSは自分を見直すいい機会**ですよね。僕は、**PMSの時期には、**

自分で自分を好きになれるようなことをするのが、効果的なPMSの過ごし方だと思います。ウインドウショッピングが好きならブラブラする、読みたいと思っていた本を読む、行きたいと思っていたエステに行く、気になっていたレストランで食事をする、そんなことでいいんです。そうすることで、リフレッシュでき、自己卑下に陥るのを防ぐことができると思うんです。

池下 心も身体もいたわることが重要ですね。これでミスが減るというわけではないかもしれないけど、大きなミスがおきてしまわないように、周りの人の協力をあおぎつつ、**心と身体のセルフケアしていく**ことで、**PMSを乗り越えたり、やわらげたりしていける**のではないでしょうか。

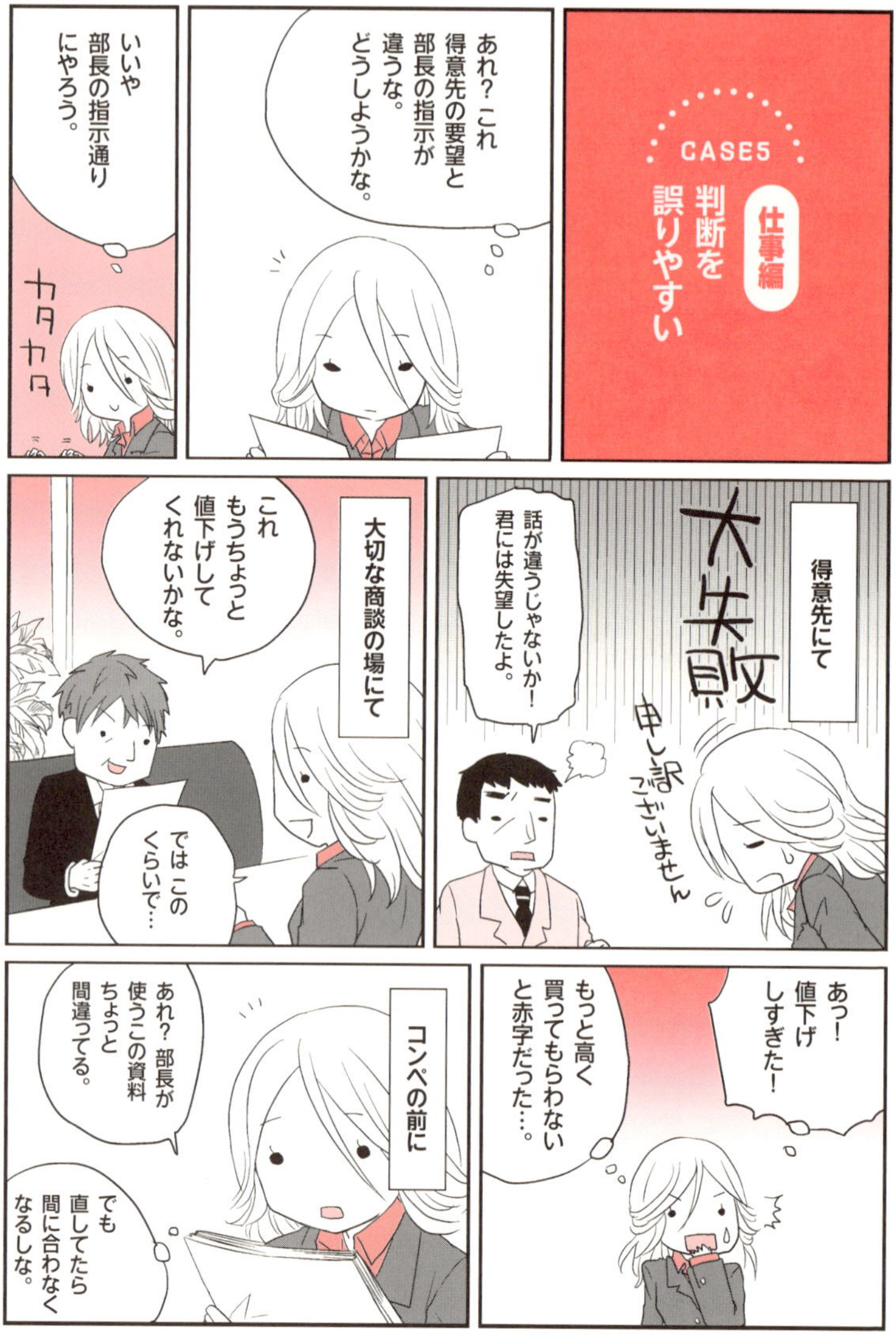
CASE5
仕事編
判断を誤りやすい
あれ？これ 得意先の要望と部長の指示が違うな。どうしようかな。
いいや 部長の指示通りにやろう。
カタカタ
得意先にて
大失敗
話が違うじゃないか！君には失望したよ。
申し訳ございません
大切な商談の場にて
これ もうちょっと値下げしてくれないかな。
ではこのくらいで…
あっ！値下げしすぎた！
もっと高く買ってもらわないと赤字だった…。
コンペの前に
あれ？部長が使うこの資料ちょっと間違ってる。
でも直してたら間に合わなくなるしな。

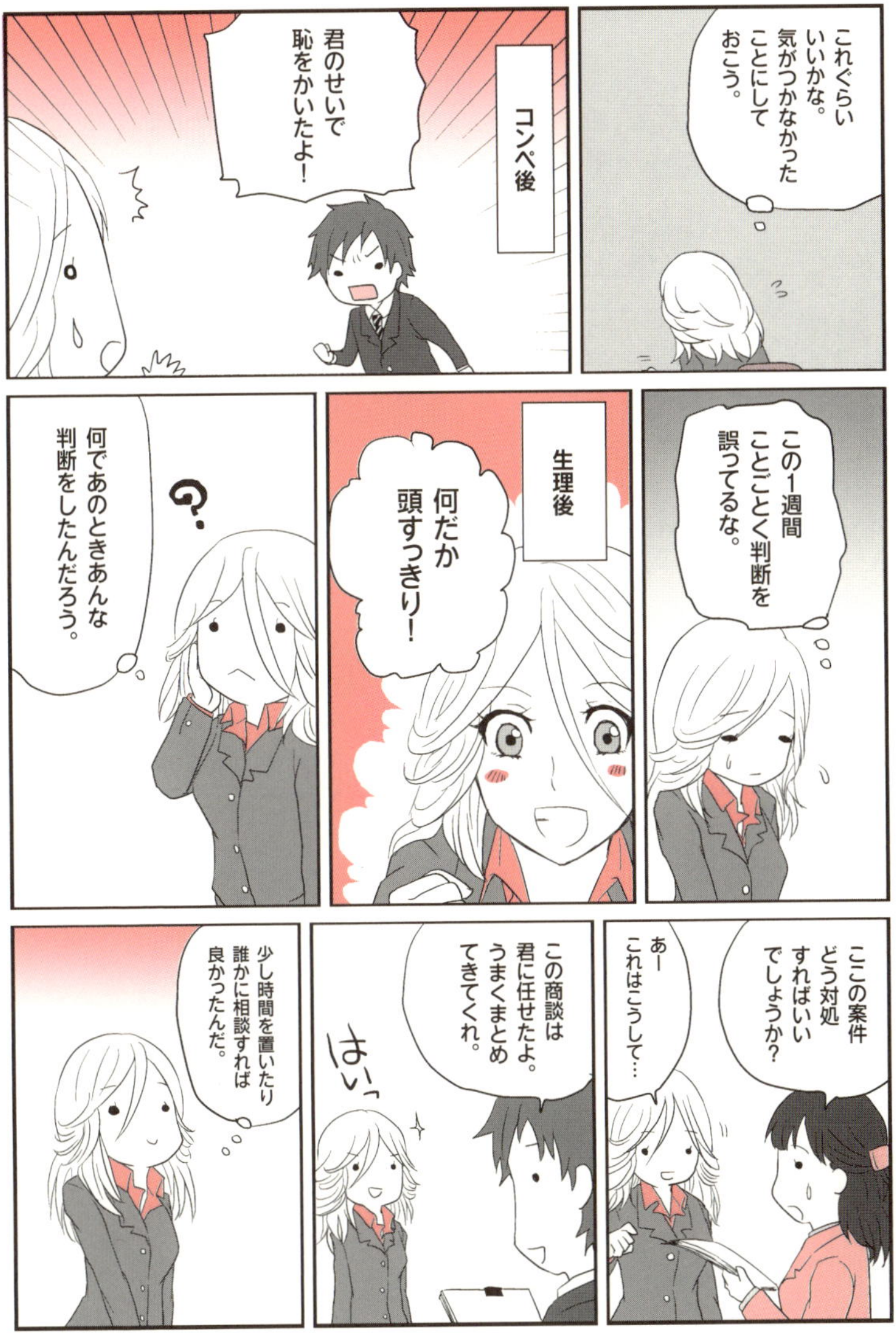

これぐらいいいかな。気がつかなかったことにしておこう。
コンペ後
君のせいで恥をかいたよ!
この1週間ことごとく判断を誤ってるな。
生理後
何だか頭すっきり!
何であのときあんな判断をしたんだろう。
ここの案件どう対処すればいいでしょうか?
あー これはこうして…
この商談は君に任せたよ。うまくまとめてきてくれ。
はいっ
少し時間を置いたり誰かに相談すれば良かったんだ。

CASE5

仕事編

判断を誤りやすい

★感情はコントロールできる

池下　これは、判断ミスが大きなトラブルにつながってしまったというケースですね。**PMSのときはこんな風に、判断ミスをしやすくなります。この時期はできれば新しいことを始めたり、重大な決断はしないほうがよいでしょう。**もしPMSの時期に重大な決断をしなければいけないときは、自分ひとりで判断しないようにして、必ず誰かに確認をとったり、上司にPMSのことを伝えて自分ひとりでは心配だから、誰かサポートをつけてもらえないかと相談したりしてみてはどうでしょうか。

カリナさんはもともと優秀な人だから、それを言うことはプライドが許さないかもしれませんが、**どんな優秀な人でもPMSのときにはミスがあっても不思議ではないものだからと割り切って、みんなの力を借りるのがいいと思います。**

石井　PMSだと自覚するだけで、誰かに相談しようとする意識が芽生えますしね。

でも、待ったなしの仕事のスケジュールの中で、ＰＭＳを理由に仕事にストップをかけることはできません。ミスしていいレベルといけないレベルもあります。だから残念ながら、周りの人には助けられないこともあると思います。周りの人というのは、つまり一緒に働いている第三者です。周りの人がＰＭＳを知っているということが大きな助けにはなりますが、この人が決めなければいけないこと、この人がやらなければならないことは誰かが代わることはできないから、やっぱり**本人がＰＭＳを乗り越えていくことが一番大切**です。

例えば、社員が限られていて、どうしても自分が行かなくてはいけないとか、ずっと自分が担当で進めてきた商談の佳境が、先方の都合で、ＰＭＳの絶頂期の最悪な時期にぶつかってしまうとかってことはありますよね。そんなときに、私ＰＭＳなので担当をはずしてくださいとは言えないし、お客さんにＰＭＳなので今は無理ですと言うのは通じません。こういう場合は、どうしても自分で乗り越えるしかないんです。

だから**日ごろから、感情のコントロールを訓練しておくことが必要**だと思います。ＰＭＳになることは避けられないことだけど、ＰＭＳのときに落ち込みすぎない、イライラしすぎないなど、自分の感情をコントロールする努力はできます。

僕のところにカウンセリングに来る女性に感情はコントロールできるものですと話すと、みんなびっくりするんですけどね。ＰＭＳのときは、感情のコントロールなんてできません！と訴えてきます。でも、できるんです。みんな既にしているんです。例えば、夫婦ゲンカをしているときに宅急便が来たら「うるせえよ！」と言って出たりはしないでしょ？　一瞬のうちに声色を変えて「はーい」と出るわけです。つまり相手が誰であるかによってちゃんと感情を切り替えているんです。

結婚編のケース１「不満が爆発したり、言ってはいけないことまで言ってしまう」でも、いくらＰＭＳだからといって会社の上司には暴言を吐いたりしない。甘えられる彼や家族だからあたってしまうという話がありましたよね。つまり、**感情の波はちゃんとコントロールできるんです。**このことを声を大にして言いたい。みんなできるし、やってるんです。まずは、この**〝できる〟という認識が大切**です。自分はできるんだと思うことで成長できるからです。コントロールできるんだと思ったら、人間ってやる気がわいてくるもの。できるんだと思うことで、判断ミスをしないようにより慎重になれる。できると自覚するだけでも、ずいぶん心が楽になって、一歩前進できると思います。

池下　本当にそうですね。うちでも、**基礎体温表と日記（28～29ページ）をつけるだけ**

で、症状が改善していく人がたくさんいます。基礎体温表を何ヶ月か続けてつけていると、どの時期に自分は一番調子が悪くなるのかが見えてきます。そうして、自分と向き合うことで、自然と感情をコントロールするようになるんですよね。そして、**コントロールできた！と喜びを味わうことでやる気が出て、ますます改善につながっていく**んです。

落ち込みすぎない、イライラしすぎないという感情のコントロールは大切です。

あと、**ＰＭＳを忘れてしまうほど没頭できる趣味があるといい**ですね。特に、ひとりで自分のペースでできる趣味が向いています。音楽鑑賞、映画、読書、陶芸、スカッシュ、水泳などが挙げられます。

そして、仕事を辞めるとか、離婚をするとかといった重大な決断は、この時期にはけっしてしないでください。

石井　そうですね。何度も言いますが、**ＰＭＳのときに一番大切なのは、ＰＭＳを自覚して自分をコントロールしようと努力すること。そして自分を責めないことです。**

ＰＭＳの間は自分を甘やかして、かわいがってあげてください。それから、家族や周りの人にも自分のＰＭＳの周期を知らせ、今どういう状態かを正確に話しておくことも大切です。**理解してもらっているという安心感が苦しみから解放してくれるんです。**

PMS対策の10箇条

対談で出てきたアドバイスのポイントをまとめました。そろそろPMSの時期かなというときには、このページで復習して、上手にトラブルを回避してください。

女性への10箇条

◉恋人・パートナーのNGワードを聞いておく。
◉好きなことをひとりで楽しむ時間にあてる。
◉恋人・パートナーに対して腹八分目で満足する。
◉無理して家事をしない。
◉無気力な自分を責めない。

◉子どもをコントロールする欲求は捨てる。
◉ミスをしても自分を責めない。
◉重大な決断はしない。
◉男性上司・同僚に仕事の対応を相談する。
◉自分の感情をコントロールしようと意識する。

★男性の心得

PMS期の女性とうまく付き合う、よい関係を保つための男性の心得です。恋人やパートナーと一緒に読んでみてください。

◉PMS期の女性からケンカを売られても買ってはいけません。感情に理論で対抗しようとするのは無意味です。反論したくなる気持ちや、男性側の言い分もあるとは思いますが、理屈はひとまず置いて、彼女の話しをとことん聞いてあげましょう。

◉日常的な会話の積み重ねが、女性との信頼関係を築きます。心理的・身体的な問題について話し合い、理解し合える環境を作っておくことで、PMSによるトラブルを軽減できます。夫婦や恋人同士であれば、ノンセクシュアルなスキンシップを欠かさないようにし、問題が起きたときに彼女を自然にいたわれる関係を作っておきましょう。

◉特にPMSの期間は、女性への精神的・物理的負担を軽くするために、男性は率先して家事や育児をしましょう。常日ごろから分担していれば、男性が不慣れな場合に起きるようなトラブルも回避できるはずです。また、ときには女性を家事や育児から解放して、彼女がひとりで自分自身のために使える自由な時間を作ってあげてください。

◉PMSは生理の周期に対応しているので、トラブルが起きても、それほど長くはない時間の経過が解決してくれるということを忘れないでください。この時期は、過度なプレッシャーを与えることはできるだけ避けるように配慮する、さりげなく言葉をかけてその女性がストレスをためこまないように気配りをするなど、周囲の温かいサポートが重要です。

第4章

PMSを
軽くする方法

ＰＭＳによる心身の不調は、日常的にセルフケアをするだけで症状が軽くなります。また、お薬を上手に利用することも、けっして悪いことではありません。ここでは、ＰＭＳを改善するさまざまな方法を紹介します。

食事療法

１日３食を規則正しく食べることが基本です。朝食を抜くと、脳がエネルギー不足になり、イライラしたり、眠気を感じたりする症状が悪化します。また、食事の間隔があきすぎたり、まとめ食いをすると、血糖値が急激に上がるため血糖値量を調整するインシュリンの分泌が急激に増加し、それによって血糖値が急激に低下しすぎて、また食べたくなるという悪循環を招きます。このように血糖値が急上昇急降下することが、脳や身体を混乱させ、ＰＭＳの誘因になります。そして、この血糖値の急激な変動はインシュリンスパイクと言い、攻撃的な性格を生み出すとも言われています。

PMSを改善する食材を積極的に取り入れ、PMSを悪化させる食材はなるべく控えるようにしましょう。

◉取り入れたい食材

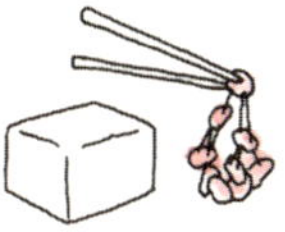

エストロゲンに似た作用のイソフラボン

納豆、豆乳、豆腐、きなこ、油揚げ、味噌など

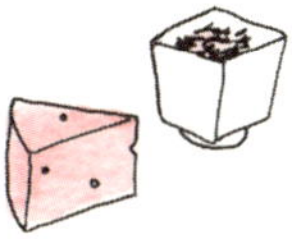

情緒不安定やむくみを解消するマグネシウム、カルシウム

わかめ、ひじき、いりゴマ、干し海老、チーズなど

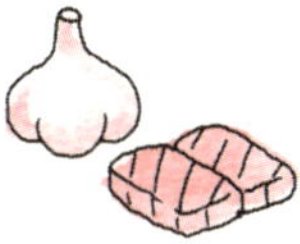

イライラや頭痛、倦怠感を解消するビタミンB群
(B1,B2,B6,B12)

マグロ、カツオ、牛レバー、鶏レバー、にんにく、貝類、玄米など

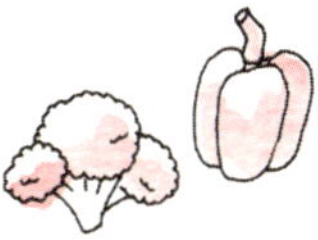

ストレスへの抵抗力を高め、貧血を改善するビタミンC

パセリ、ピーマン、ブロッコリー、アセロラ、ゆずなど

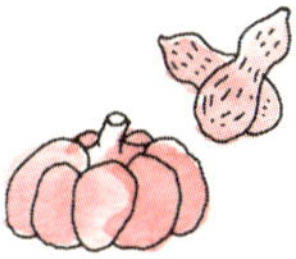

抗酸化作用があり、血流の改善をするビタミンE

アーモンド、落花生、かぼちゃ、アボカド

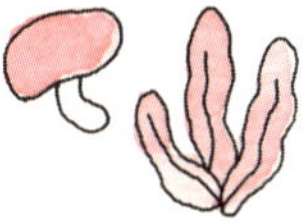

便秘を解消し、心身の調子を整える食物繊維

ひじき、わかめ、干し椎茸、おからなど

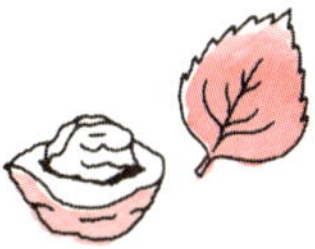

ホルモンの働きをスムーズにするα-リノレン酸

えごま油（しそ油）、くるみ、なたね油など

◉摂り過ぎに注意したい食材

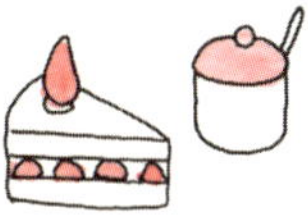

糖分

血糖値を急上昇急降下させPMSの症状を悪化させます

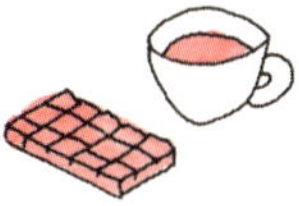

カフェイン

神経を過敏にし、PMSの症状を悪化させます

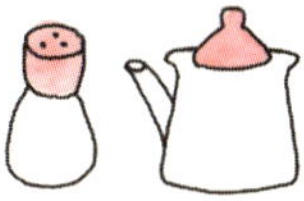

塩分

むくみを悪化させます

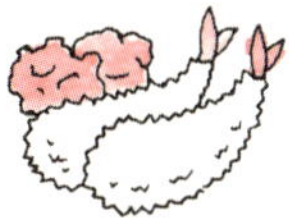

脂っこいもの

にきびや湿疹を誘発しやすくなります

空腹時にいきなり高カロリーのおやつを食べると血糖値の変動を大きくするので、ＰＭＳの症状を悪化させる原因になります。おやつは食事の直後にする、甘いものがほしくなったらまずは飴をなめる、食べるときはヘルシーなものにする、少量を心がけるなどして、血糖値の変動をゆるやかにしましょう。

◉ヘルシーで栄養価の高いおやつ

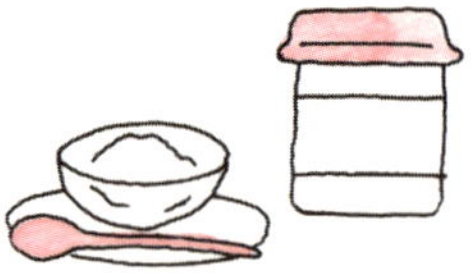

ヨーグルト

カルシウム、ビタミンB6があり、精神を安定させる効果があります

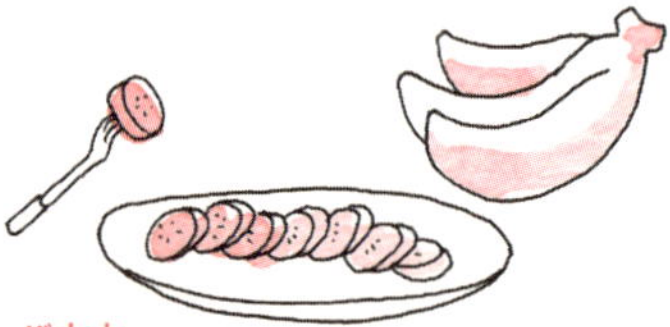

バナナ

楽しく幸せな気持ちを生み出すホルモンのセロトニンを作るのに必要な炭水化物、トリプトファン、ビタミンB6が豊富です

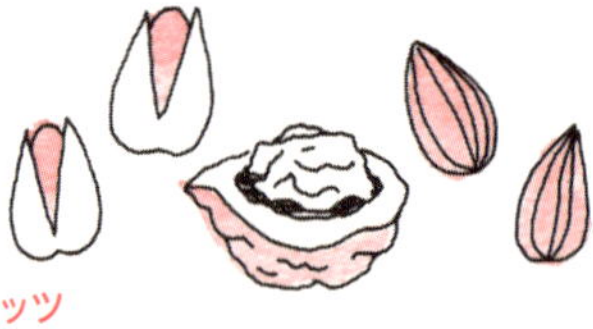

ナッツ

精神を落ち着けてくれるビタミンB6やむくみを解消するカリウムが豊富です

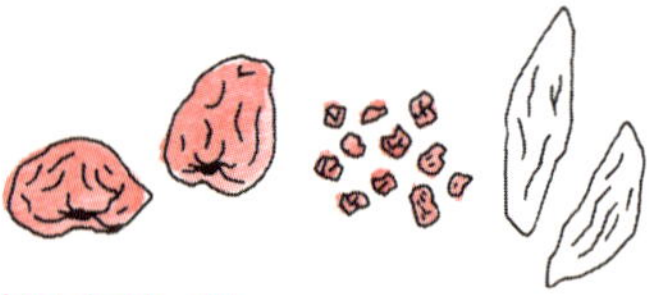

ドライフルーツ

イライラやむくみを解消するカルシウムやマグネシウムが豊富です。ゆっくり消化されるため、血糖値が急激に上がりません

◉なるべく控えたい高カロリー・高糖分のおやつ

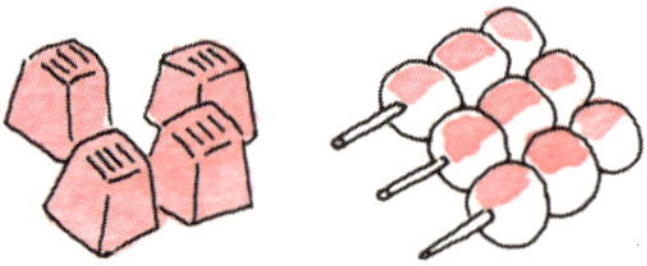

ケーキ、チョコレート、菓子パン、団子、大福、せんべい など

サプリメント

ＰＭＳの症状をやわらげるために必要な栄養素は、サプリメントを上手に利用して補うのもよいでしょう。イソフラボン、マグネシウム、カルシウム、ビタミンB群（B1、B2、B6、B12）・C・E、α－リノレン酸などだけでなく、日常の食事では充分量が採れない栄養素もサプリメントなら補充できます。例えば、テアニンは、リラックス成分があり、感情を落ち着けてくれます。チェストツリーは、ホルモンバランスを整える手助けをしてくれます。亜鉛はホルモンの伝達に必要なミネラルです。ピクノジェノールは、不快感の緩和、鎮痛成分があります。

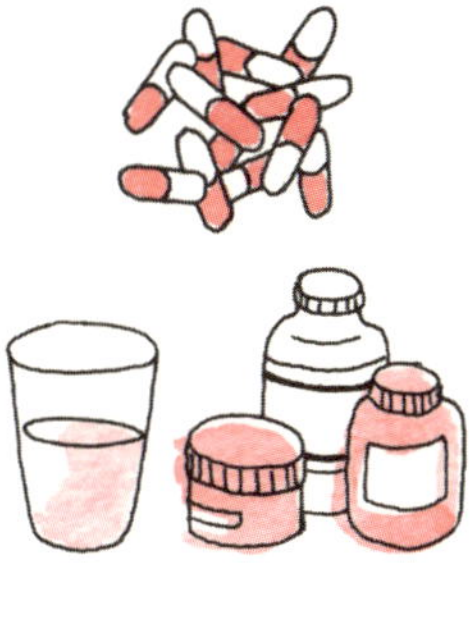

入浴療法

第2章でお話ししたように、ＰＭＳの身体的症状は、ホルモンバランスの変化で血行が悪くなることが原因になっているものが多くあります。ぬるめのお風呂にゆっくり入って血行をよくしましょう。シャワーだけでは身体は温まりません。そして、朝ではなく夜入りましょう。夜お風呂に入ることで交感神経が副交感神経に切り替わってリラックスでき、質のよい眠りにつくことができます。寝る1時間前から30分前が理想です。

入浴の仕方は、ぬるめのお湯で半身浴をし、汗が出るまで20分ほどゆっくり入ってください。入浴剤を入れたり、音楽を聴きながら入ったり、本や雑誌をお風呂に持ち込んで読んだり、自分が一番リラックスできる方法で、入浴を楽しんでみましょう。

お湯の中では、むくみが気になる脚などをマッサージしたり、肩や首がつらい人は、蒸しタオルを置いて15分くらいあてておくのもよいでしょう。

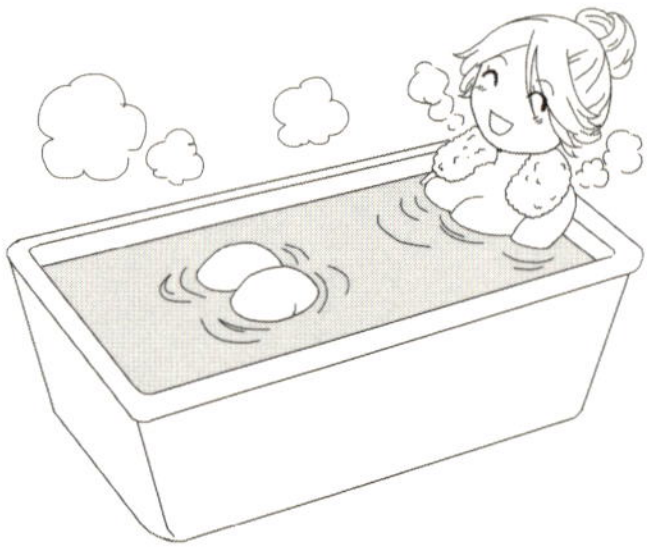

運動療法

入浴療法同様に、運動で血行をよくすることで頭痛、肩こり、腰痛、むくみなどのPMSの改善をはかります。急激に激しい運動をするのではなく、水泳、ウォーキング、ジョギング、エアロビクス、サイクリング、ヨガなどの全身運動、特に有酸素運動が効果的です。週に3回以上、30分から60分運動することが理想です。

仕事で運動をする時間をなかなか作れない方、運動が苦手な方は、仕事や家事の合間に軽いストレッチをするだけでもよいでしょう。積極的に身体を動かして血行をよくしましょう。

ヨガなどの有酸素運動は、副交感神経を活性化させ、自律神経のバランスをとる効果があります

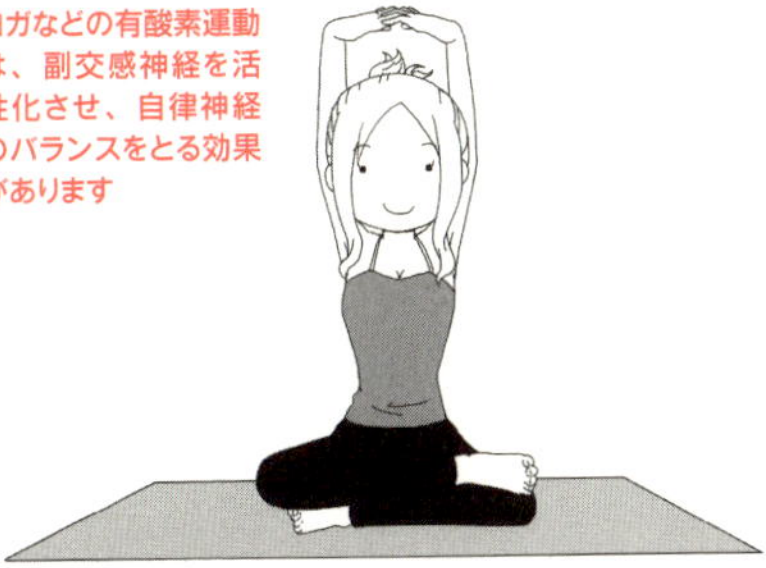

耳ツボ療法

東洋医学では、耳には、身体の臓器や器官に働きかけるツボがあると考えられています。ＰＭＳに関係するツボを押して症状の改善を目指しましょう。

耳のきわにあるツボは、人差し指の腹をあて、耳の後ろから親指で支えるようにはさんで押します。耳の穴に近いツボは、人差し指を耳に押し込むように、圧をかけていきます。ゆっくりと５秒強めに押したら力を抜くという動作を２回繰り返してください。爪が長く、指の腹で押しにくい人は、綿棒を使って押してください。

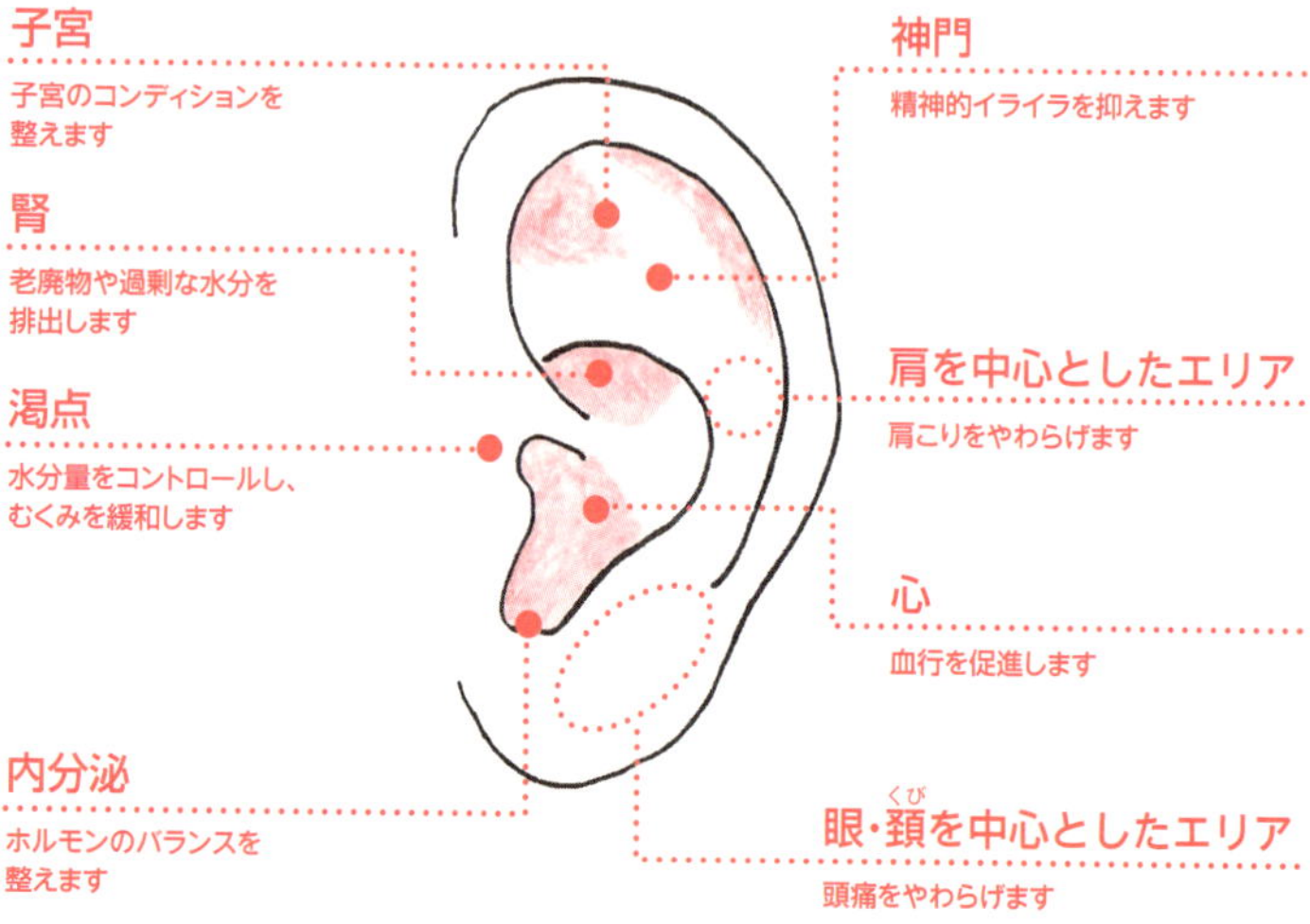

漢方薬

漢方薬は西洋薬とは違い、即効性はありませんが、数ヶ月続けることで身体の機能を全体的に整えて自己治癒する力をサポートします。そのため、西洋薬やホルモン剤に抵抗のある人に適しています。ただし、体質や症状に合うものを選ばないと効果を得られませんので、必ず専門知識のある医師や薬剤師に相談して使用しましょう。保険がきく漢方もありますので、病院で問い合わせてみてください。

◉ PMS治療に用いられる主な漢方薬

【婦人科系三大漢方薬】

加味逍遥散
かみしょうようさん
体力や抵抗力が平均的な人に向いています。冷え性、むくみ、情緒不安定などの症状改善に用います

桂枝茯苓丸
けいしぶくりょうがん
体力がある人に向いています。腹痛、のぼせ、めまい、肩こり、頭痛などの症状改善に用います

当帰芍薬散
とうきしゃくやくさん
体力のない人に向いています。鎮静作用があり、血流をよくして頭痛や肩こりに効きます。利水作用もあり、むくみにもよく効きます

【その他、PMSに有効な漢方】

柴苓湯
さいれいとう
利尿作用があり、むくみを解消します

芎帰調血飲
きゅうきちょうけついん
部位を問わず、痛みが強いときに用います

抑肝散加陳皮半夏
よくかんさんかちんぴはんげ
イライラする、情緒不安定になるなど心理的症状が強いときに用います

ハーブ療法

自然の植物であるハーブは、香りで心身をリラックスさせ、さまざまな不調を回復させる効能を持っています。香りの好みやＰＭＳの症状に合わせて選んでみましょう。

◉ハーブの使い方

ハーブティー

飲用して身体に取り込みます

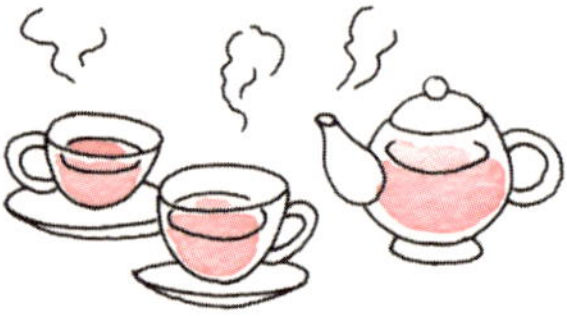

ポプリやアロマオイルで香りを楽しむ

香りは脳神経にダイレクトに働きかけると言われています

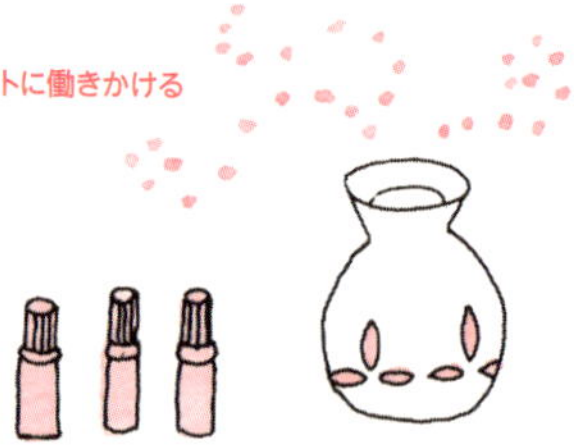

ハーバルバス

肌からエキスを浸透させたり、水蒸気を鼻から吸い込むことで身体に取り込みます

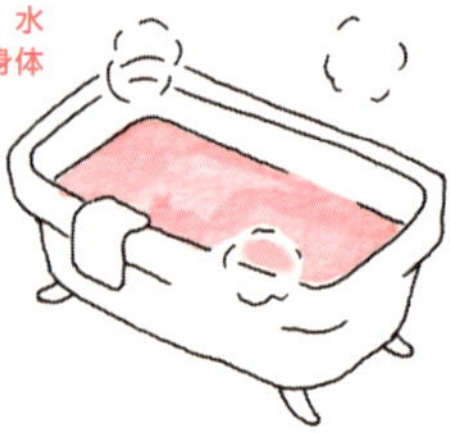

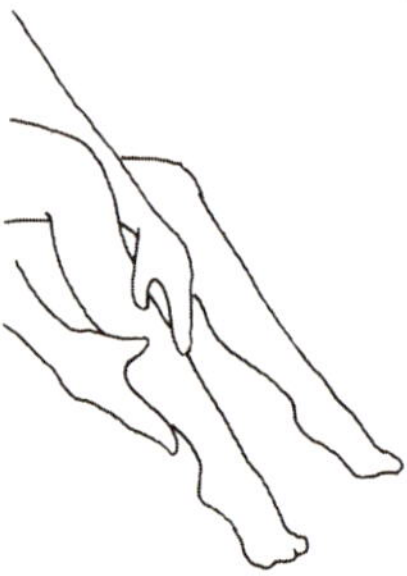

エッセンシャルオイル

マッサージ用のものをベースオイルと配合して使用。身体をほぐしながら塗り込みます

◉PMSに効くハーブ

ハーブ名	効用	香り
ローマンカモミール	女性ホルモンのような働きがあります。痛み、情緒不安定、不眠、冷え性、にきび、むくみに効果があります	気分を鎮める甘い香り
ゼラニウム	ホルモンバランスを整える働きがあります。血行をよくして痛みやむくみを緩和したり、気持ちを落ち着かせてくれます	ローズとミントを合わせたような香り
クラリセージ	女性ホルモンのような働きがあります。不安や緊張をほぐしたり、痛みやこりの緩和にも効果があります	甘いナッツのような香ばしい香り
ローズ	ホルモンバランスを整える働きがあります。イライラや神経過敏、感情的になりがちな気持ちを鎮めてくれます	幸福感を高める甘い香り
レモンバーム	リラックスさせる効果があります。頭痛を鎮めたり、憂鬱《ゆううつ》な気分を払拭してくれます	レモンに似た爽やかな香り
マリーゴールド	女性ホルモンと似た働きがあります。利尿作用があり、むくみや痛みを緩和してくれます	香りはあまりなく、苦味があります
ラベンダー	鎮静作用があります。自律神経系を整えて心身の緊張を解きほぐしたり、癒してくれます	さわやかな甘い香り

ホルモン投与

プロゲステロンなどのホルモン剤を投与して補充し、ホルモンのバランスを整えることで症状を改善させることもあります。ただ、副作用が強いため使用については医師と充分相談して使用してください。

ピル

現在妊娠を望んでいない人であれば、低用量のピルを使って排卵を抑え、症状を軽くする方法もあります。エストロゲンとプロゲステロンというホルモンが入っており、ホルモンバランスを妊娠と似た状態にして排卵を抑制し、排卵後に起こる症状を軽くします。ただ、飲み始めに吐き気やむくみなどの副作用が出ることがあります。生理中に心身の不調がある月経困難症を伴う方は、保険がきくピルを使用することもできます。

おわりに

ＰＭＳは、生理がある女性なら誰にでもあるものだとご理解いただけましたでしょうか。生理の仕組みや身体についてよく知り、症状と上手に付き合っていくことがＰＭＳ改善への第一歩です。今回、対談を快く受けてくださった石井希尚さんからのアドバイスや「自爆テロ」、「ウルトラマン」などの視点は、私も目からウロコでした。石井さんには改めて御礼申し上げます。

あなたの大切なパートナーにもこの本を読んでもらって、男性もＰＭＳの理解を深めてもらい、一緒に楽しい人生を過ごしていただけたらうれしく思います。

最後に、この本を作るにあたり編集にご尽力くださった肥後晴奈さんに感謝いたします。

２０１２年４月　池下育子

主な参考文献◉池下育子『生理前・生理中がラクになるＰＭＳ（月経前症候群）と女性のからだ』同文書院／丸本百合子『ＰＭＳ（月経前症候群）とうまくつきあう』保健同人社／『オレンジページムック 女性のＢＯＤＹブック⑤ 女性ホルモンできれいになる！』オレンジページ／石井希尚『この人と結婚していいの？』新潮社／石井希尚『ホントに、この人と結婚していいの？』主婦の友社

池下育子《いけしたいくこ》

1953年生まれ。青森県出身。産婦人科医。池下レディースクリニック銀座院長。帝京大学医学部卒業後、国立小児病院麻酔科勤務。その後、東京都立築地産院に勤務し、同産院医長就任。「女性が美容院に行くような華やいだ気持ちで来院できるように」という思いから、1992年銀座に池下レディースクリニック銀座を開業。産科、婦人科のみならず、心と身体のトラブルに悩む女性のための女性科、心療婦人内科医として診療にあたる。著書に『PMS（月経前症候群）と女性のからだ』（同文書院）、『女性の病気百科』（主婦の友社）、『こころとからだに効くキレイの医学』（海竜社）など多数。
※2012年5月よりクリニック名を「いけした女性クリニック銀座」に改め、リニューアルオープン予定
URL http://www.ikeshitaikuko.com

PMS《ピーエムエス》の悩《なや》みがスッキリ楽《らく》になる本《ほん》

イライラ、ケンカ、涙、頭痛、むくみ
月経前症候群の対処法を知れば、恋愛、結婚、仕事がうまくいく!

著者
池下育子《いけしたいくこ》

2012年4月20日　第1刷発行

発行者
川畑慈範

発行所
東京書籍株式会社
東京都北区堀船2-17-1 〒114-8524
03-5390-7531（営業）03-5390-7500（編集）

編集協力｜肥後晴奈
撮影｜原田真理
マンガ・編集協力｜サイドランチ
マンガ・イラスト｜島田サンゴ
デザイン｜MORNING GARDEN INC.
本文イラストレーション・図表｜渡辺麻由子（MORNING GARDEN INC.）

対談（第3章アドバイザー）
石井希尚《いしいまれひさ》

東京都出身。1993年に渡米。一般カウンセリング、プリマリタル・カウンセリング、聖書学などを学び、インターンを経て牧師に。現在、自身の経営するカフェ「KICK BACK CAFE」にて、結婚・恋愛問題を中心にカウンセリングを行うほか、ミュージシャン、作家、企業セミナー講師など、多岐に渡り夫婦二人三脚で活躍中。株式会社コミティッド代表。著書に『この人と結婚していいの?』（新潮社）、『明けない夜はない』（ディスカヴァー・トゥエンティワン）、『あなたを苦しめる過去から自由になる本』（すばる舎）などがある。
URL http://www.marre.jp

印刷・製本
図書印刷株式会社
ISBN978-4-487-80621-8 C2047

出版情報
http://www.tokyo-shoseki.co.jp
乱丁・落丁の場合はお取り替えいたします。